认识皮肤病

马勇 刘庆芬 主编

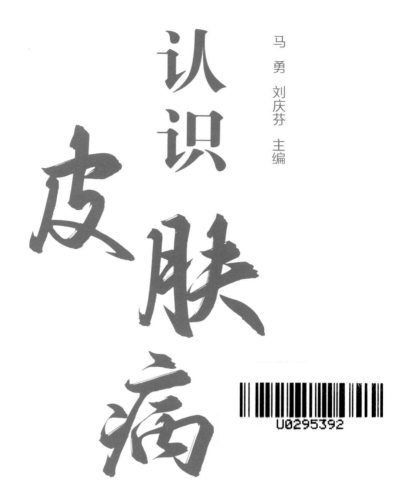

U0295392

上海交通大学出版社
SHANGHAI JIAO TONG UNIVERSITY PRESS

内容提要

皮肤疾病是发生在皮肤和皮肤附属器官疾病的总称。皮肤作为人体最大的器官，涉及疾病的种类繁多。本书共分为20章，从常见病因、疾病表现、治疗和护理等角度出发，介绍了临床上常见的皮肤疾病，如细菌性皮肤病、病毒性皮肤病、真菌病、节肢动物引起的皮肤病、性传播疾病、过敏性皮肤病、物理性皮肤病、色素障碍性皮肤病等。内容丰富，通俗易懂，操作性强，可供皮肤病患者参考使用。

图书在版编目（CIP）数据

认识皮肤病 / 马勇，刘庆芬主编 . — 上海：上海交通大学出版社，2022.11
ISBN 978-7-313-27033-7

Ⅰ . ① 认… Ⅱ . ① 马… ② 刘… Ⅲ . ① 皮肤病—诊疗
Ⅳ . ① R751

中国版本图书馆 CIP 数据核字（2022）第 121707 号

认识皮肤病
RENSHI PIFUBING

主　　编：马　勇　刘庆芬
出版发行：上海交通大学出版社　　　　地　　址：上海市番禺路 951 号
邮政编码：200030　　　　　　　　　　电　　话：021-64071208
印　　制：苏州市越洋印刷有限公司　　经　　销：全国新华书店
开　　本：880mm×1230mm　1/32　　印　　张：7.375
字　　数：151 千字
版　　次：2022 年 11 月第 1 版　　　　印　　次：2022 年 11 月第 1 次印刷
书　　号：ISBN 978-7-313-27033-7
定　　价：39.00 元

编　委　会

主　编： 马　勇　　刘庆芬

副主编： 黄丽群　　施鸿斌　　杜　林

编　委： （按姓氏笔画排列）

王　红　　王　芳　　王　慧　　毛栋玲

卢　亚　　刘恋君　　汪　敏　　宋海珍

陆月芳　　顾　旻　　顾纪芳　　徐晓燕

彭明霞　　薄　芳

王　颖（复旦大学附属华山医院）

插　图： 王　芳

皮肤病是指发生在皮肤、黏膜及其附属器官的疾病总称，为常见病、多发病，大多数不严重，但少数较重者可危及生命。皮肤病通常会损害皮肤，令患者感觉瘙痒、疼痛、灼烧及麻木等不适，影响患者的生活质量。皮肤病的预后和疾病类型、性质、病变程度、个体素质及生活习惯有关，大部分皮肤病可治愈，也有不少皮肤病需要慢病管理。故正确认识皮肤病，了解发病的原因、症状，及时治疗和护理，减少皮肤病对人体的伤害极为重要。

皮肤作为人体最大的器官，涉及疾病的种类繁多，目前发现的病种有3000多种。常见的皮肤病大多不具有传染性，如银屑病、白癜风、湿疹、皮疹、药疹等；具有传染性的皮肤病仅占极少数部分，多为病毒性皮肤病及真菌性皮肤病，如扁平疣、寻常疣、尖锐湿疣、手足癣、甲癣、体股癣等。本书共分为20章，从皮肤疾病的常见病因、疾病表现、治疗和护理等角度出发，介绍了临床上常见的皮肤疾病，如细菌性皮肤病、病毒性皮肤病、真菌病、节肢动物引起的皮肤病、性传播疾病、过敏性皮肤病、物理性皮肤病、色素障碍性皮肤病等。

本书的特色是每个疾病都阐述相关的护理方面的内容，通俗易懂，操作性强，可供皮肤病患者参考。

　　本书的完成凝聚了多位临床医学专家、护理专家及其他相关科室专家的心血，感谢他们在工作之余默默地付出；感谢他们无私奉献自己的知识、经验和智慧。

　　本书的各位编委认真仔细，编写严谨，但由于水平所限，书中可能存在疏漏不当之处，恳请各位读者批评指正。

编者

2022 年 6 月

目 录

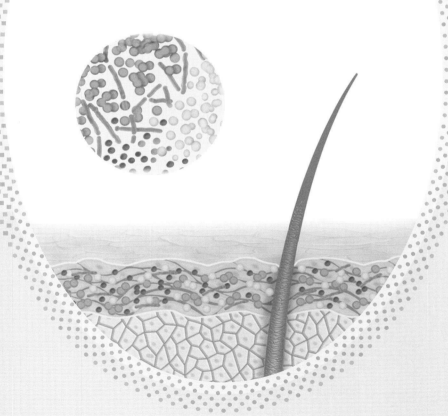

第一章

病毒性皮肤病

第一节　带状疱疹

带状疱疹（herpes zoster）是由水痘－带状疱疹病毒引起的皮肤病，中医称为缠腰火龙、缠腰火丹，其主要特点为簇集水疱，沿一侧周围神经呈群集带状分布，伴有明显神经痛。

 常见病因

水痘－带状疱疹病毒通过空气或者接触，感染结膜与上呼吸道黏膜进入宿主，在局部淋巴结增殖后进入血液，形成病毒血症，先发生水痘。部分患者也可表现为隐性感染，通常没有任何症状。感染后，病毒可在脊髓后根神经节与三叉神经节中形成潜伏感染。当机体免疫状态下降时，潜伏的病毒可再次活动，使受侵犯的神经节发生炎症或坏死，产生神经痛，同时病毒沿着神经轴突到达相应的神经所支配的胸、腹或面部皮肤区域，产生群集的水疱，即带状疱疹。

 疾病表现

本病成人多见，发病时可先有发热，食欲不振，全身不适以及患处皮肤敏感或疼痛等前驱症状，数天后，皮肤出现红斑和群集的小水疱或丘疱疹，沿神经走向呈带状排列，基底常绕以红晕。皮损多见于肋间神经或三叉神经第一分支区，也可见于腰腹部、四肢及耳部等，一般不超过身体中线。数日后，水疱内容物逐渐浑浊、干燥、结痂，脱痂而愈。本病具有自限性，年轻人病程一般 2~3 周，老年人需 3~4 周。愈后极少复发。

神经痛是本病的特征之一，可在皮疹前发生或伴随皮疹出现，儿童患者一般不感觉疼痛，老年患者疼痛剧烈。部分患者在皮疹消退后，可持续数月或更久，称后遗神经痛。

临床上还有一些特殊类型的带状疱疹：

1. 眼带状疱疹

多见于老年人，皮疹可出现于角膜形成角膜溃疡，以后可因瘢痕造成失明，严重者发生全眼球炎。

2. 耳带状疱疹

水痘—带状疱疹病毒侵犯膝状神经节后，患者出现外耳道疱疹、面瘫、耳聋、耳鸣等症状，称 Ramsay-Hunt 综合征。

3. 带状疱疹性脑膜炎

颅神经或颈、上胸脊神经节受累的患者，病毒可以从脊神经前、后根侵犯中枢神经系统，表现为头痛、呕吐、惊厥、共济失调或其他进行性感觉障碍。

 ## 治疗与护理

 治疗

（1）抗病毒药物可选用阿昔洛韦、泛昔洛韦、伐昔洛韦、溴夫定等。

（2）轻微疼痛者可选用阿米替林、多塞平、加巴喷丁、普瑞巴林等；严重疼痛者，早期可选用泼尼松等皮质醇类药物口服，用药时长不超过1周。

（3）外用药：原则为消炎、干燥、收敛，防止继发感染。疱疹未破时可以外搽炉甘石洗剂，每日数次，或使用阿昔洛韦软膏、喷昔洛韦软膏外搽。若疱疹已破溃，需酌情以2%依沙吖啶溶液或0.5%新霉素溶液湿敷，或外搽0.5%新霉素软膏等。眼带状疱疹可用阿昔洛韦眼药水点眼。

护理

（1）需要忌口辛辣、刺激性食物，比如生葱、生蒜、浓茶、咖啡、辣椒、芥末，避免饮用酒精类的饮料。

（2）带状疱疹的患者可以吃牛肉、羊肉、牛奶、羊奶、鸡蛋、鸭蛋或海鲜类食物。多进食富含蛋白质、维生素和微量元素的食物，有助于疾病的恢复。

（3）保持良好的休息及睡眠，不要过度紧张、焦虑、愤怒。

（4）尽量穿宽松、纯棉质地的衣物，不穿过紧、化纤质地的衣物。

（5）不要挤压带状疱疹引起的水疱或者血疱，以免造成细菌感染。

第二节　疣

疣（verruca）是由人类乳头瘤病毒（human papilloma virus, HPV）感染皮肤或黏膜上皮所引起的表皮良性赘生物。根据感染部位和临床特征分为寻常疣、跖疣、扁平疣及尖锐湿疣。

 常见病因

人类乳头瘤病毒通过直接或间接接触的方式，经皮肤黏膜的微小伤口进入皮肤，并复制、增殖，可促使表皮细胞增生，形成疣状损害。

 疾病表现

1. 寻常疣

初发时为针帽大小的丘疹，渐增大成黄豆或更大的丘疹，灰褐色、棕色或正常皮色，表面粗糙，角化过度，坚硬，呈乳头状。好发于手指、手背、足缘处。数目数个至数十个不等，病程慢性。

2. 跖疣

发生于足底的寻常疣，初起时为圆形发亮的小丘疹，逐渐增大，因在足底受压而形成角化性淡黄或褐黄色胼胝样斑块或扁平丘疹，表面角化、粗糙不平，周围绕以增厚的角质环，用刀切去表面除角质层后，其下方有疏松的角质软芯，可见毛细血管破裂出血而形成小出血点。

3.扁平疣

好发于青少年，多分布于面部、手背、颈、胸部和前臂及腿的屈侧。为米粒大到绿豆大扁平圆形丘疹，表面光滑，呈浅褐色或正常肤色。散在或密集分布，偶可沿抓痕排列成条状。可持续多年不愈，也可能自行突然消失。

4.尖锐湿疣

见性传播疾病章节（第二十章第四节）

治疗与护理

 治疗

1.外用药物治疗

不适合采用物理治疗的患者，可以根据不同情况选择外用药物。常用药物包括以下几种：

（1）0.05%~0.1% 维A酸软膏。每天1~2次外用，适用于扁平疣。

（2）5% 咪喹莫特软膏。每日1次或每周3次，对扁平疣、寻常疣等有一定疗效。

（3）5-氟尿嘧啶软膏。每天1~2次。因其可遗留色素沉着，面部慎用。可能出现局部疼痛、皲裂、水肿、过敏反应、流泪、化脓等不良反应。

（4）水杨酸。水杨酸是一种角质剥脱剂，外用可使皮损愈合后无瘢痕，不良反应小，操作简便，治疗费用低；但是其起效缓慢，可轻微刺激皮肤，因此在使用过程中如果皮肤出现红肿反应应停用。头面部也不宜使用，以免皮肤色素沉着，影响美观。

（5）斑蝥素。可使疣部表皮充血、发泡。祛除疣体表面角质后，外用斑蝥素封包 24 小时，间隔 1~3 周治疗 1 次，总疗程 2~3 周。用斑蝥素治疗寻常疣形成的水疱时，会有轻微的疼痛，愈后不形成瘢痕，若治疗过程中出现糜烂，可暂停几日后再继续治疗。

2. 疣体内注射

在疣体根部注射平阳霉素，每周 1 次，适用于难治性寻常疣和跖疣，此治疗因少部分人会出现皮肤色素沉着，目前使用较少。

3. 全身药物治疗

目前尚无确切有效的抗 HPV 药物，可试用免疫调节剂（如干扰素等）。

4. HPV 疫苗

接种 HPV 疫苗对 HPV 引起的疣可能有预防和治疗作用。

5. 物理治疗

（1）激光和治疗。常用二氧化碳激光烧灼疣体来治疗，治疗寻常疣、跖疣等效果比较好。治疗后还是有少部分人会复发，治疗后因为有伤口，几天内不能碰水。电离子、微波等也有类似效果。此类治疗疼痛明显，常需要局部注射麻醉药。

（2）冷冻治疗。最常采用液氮的低温冷冻治疗，治疗后局部会出现水疱，后期水疱逐渐吸收、干燥，引起疣体脱落。但治疗时候疼痛明显，不适合于年龄过小的幼儿。

护理

（1）水杨酸是一种非处方的除疣产品。为了达到最好的效果，在使用之前，需要将疣体浸泡在温水中几分钟，然后用浮石或金刚砂板轻轻去除软化皮肤的顶层，待皮肤干燥后，使用溶液或贴剂。水杨酸疗法需要持续治疗、规律用药才能达到疗效。使用前需向医生进行有关的咨询，尤其是皮肤敏感或者妊娠期患者。

（2）患者可用胶带封闭涂抹过药膏的患处，这种疗法需要重复进行，但建议患者在用胶带等进行皮肤封闭时，一定要掌握好力度，避免过度挤压。

（3）经手术切除，以及激光、冷冻等治疗的患者，术后注意做好皮肤护理，保持创口卫生清洁干燥，以免继发感染。

（4）避免搔抓、摩擦疣体，以免因自身接种而使其播散，加重病情。

（5）跖疣的患者日常应穿宽松透气的鞋子，疼痛者可穿软底的运动鞋，或在鞋子下面垫柔软的鞋垫或将鞋垫掏一个跖疣大小的孔，避免穿高跟鞋等。

（6）加强营养，多食蔬菜、水果，多饮水，忌食辛辣刺激性食物。

第三节 传染性软疣

传染性软疣（molluscum contagiosum，MC）是传染性软疣病毒（MCV）感染所致的表皮增生性传染性皮肤病，以皮肤的多发性光泽性小丘疹为特点。

 常见病因

传染性软疣病毒多通过直接接触、自身接种感染，也可通过性接触感染。儿童传染性软疣一般由 MCV-1 型病毒引起。免疫功能低下者，尤其是 HIV 感染者的传染性软疣大多是 MCV-2 引起。

 疾病表现

多见于儿童及青少年，潜伏期 1 周至 6 个月，好发于躯干、四肢、阴囊等处。皮疹初起为粟粒至黄豆大的半球形丘疹，逐渐增大到黄豆或绿豆大小，表面有蜡样光泽，中央有脐凹，顶端挑破后可以从中排出或挤压出乳白色干酪样物质，称为软疣小体，临床可分为儿童型和成人型两型，儿童型通过皮肤直接接触感染，皮疹常见于手背、四肢、躯干及面部；成人型可经性传播，疣体多见于生殖器、臀、下腹部、耻骨部及大腿内侧区及肛周皮肤，也可发生于黏膜。

治疗与护理

治疗

（1）钳夹治疗。可用血管钳夹住疣体，挤出其内容物，然后用碘伏外搽后压迫止血，一般 1~2 次即可治愈。

（2）传染性软疣。用咪喹莫特乳膏、酞丁安霜、0.5% 酞丁安搽剂或者鬼臼根树脂溶液均有良好的治疗效果。

护理

患者的衣物应与家人分开洗涤、晾晒，并在阳光下曝晒。患者在治愈前应避免与他人有皮肤接触，避免到游泳馆、澡堂等公共场所活动，治愈前不要有性生活。

第二章

细菌性皮肤病

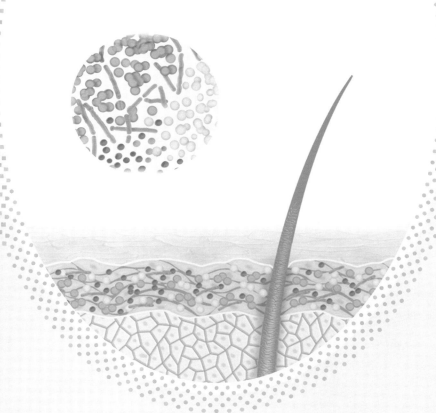

第一节　脓疱疮

脓疱疮（imptigo）俗称"黄水疮"，是一种由金黄色葡萄球菌或溶血性链球菌，或由二者混合感染所引起的传染性化脓性皮肤病，易在儿童中造成接触传染。脓疱疮是一种常见的、通过接触传染的浅表皮肤感染性疾病，以发生水疱、脓疱，易破溃、结脓痂为特征。根据临床表现分为寻常性脓疱疮和大疱性脓疱疮。

常见病因

本病由皮肤轻微外伤后细菌侵入导致感染。大疱性脓疱疮由金黄色葡萄球菌导致，可发生于完整的皮肤。该菌可产生并释放表皮剥脱毒素，造成表皮细胞间黏附丧失，大疱形成。非大疱性脓疱疮常由金黄色葡萄球菌引起，偶尔由 A 组 β 型溶血性链球菌引起。

疾病表现

本病在潮湿和高温的夏秋季多见，患者主要为儿童，传染性较强。面部、四肢等暴露部位易受累。多继发于湿疹、疥疮等瘙痒性皮肤病。

1. 寻常性脓疱疮

主要表现为口鼻周围及四肢出现红斑，在其基础上会发生薄壁水疱，并迅速转变为脓疱，周围有明显的红晕。脓疱疱壁易破溃，干燥后形成土黄色厚痂，基底为红色糜烂面。自觉瘙痒，周围皮肤逐渐出现新皮疹，并可通过搔抓接种到远处皮肤。严重者伴有高热，甚至引起败血症或急性肾小球肾炎。

2. 大疱性脓疱疮

由噬菌体Ⅱ组71型金葡菌引起，可发生于面部、躯干、四肢及掌跖，可由小水疱迅速增大成疱壁松弛的大疱，疱液也由澄清变成脓性，并可沉积于疱底，形成半月积脓现象。脓疱破溃，脓液干燥后结淡黄色清漆样结痂。自觉瘙痒，一般无全身症状。在新生儿，特别是体质较差者，脓疱可迅速扩散，叫新生儿脓疱疮，皮损很快波及全身。体温高达39℃以上。患儿可因伴发毒血症、败血症、肾炎或肺炎出现死亡。

治疗与护理

治疗

（1）注意清洁卫生，及时治疗瘙痒性皮肤病，及时处理皮肤小伤口。

（2）患儿要适当隔离，使用的毛巾、衣物、玩具等都应消毒。

（3）对较大的水疱、脓疱可以用消毒针刺破后吸取疱液。局部使用药物可选用10%硫磺炉甘石洗剂、莫匹罗星软膏。

（4）皮损广泛、伴有全身症状或体弱的婴幼儿，应及早系统使用抗生素以控制感染病灶。一般选用耐青霉素酶的半合成新型青霉素或广谱半合成青霉素，对青霉素过敏者可用大环内酯类抗生素，最好根据药物敏感试验选择合适的抗生素。

护理

（1）隔离儿童，及时消毒已污染的衣物。

（2）每天用清水轻柔地清洗患处，用温水浸润并轻轻拍干痂皮，可以软化痂皮并去除，让抗生素药膏更好地吸收。

（3）在接触患处后，需要用洗手液或者流动水洗手，或者用含酒精的洗手液消毒。

（4）看管好孩子，不要抓患处，注意修剪孩子的指甲，也可用宽绷带覆盖患处。

第二节 丹 毒

丹毒（erysipelas）又称流火，是由溶血性链球菌感染引起的皮肤、皮下组织内淋巴管及其周围组织的急性炎症。

 常见病因

主要致病菌为 A 组 β 溶血性链球菌。链球菌多由皮肤或黏膜细小伤口侵入，或通过血行感染。营养不良、手术、酗酒、低 γ 球蛋白血症、糖尿病及肾性水肿易诱发本病，足癣和鼻炎是下肢丹毒和面部丹毒的主要诱因。致病菌可潜伏于淋巴管内，引起复发。

 疾病表现

成人好发于小腿及头面部，婴儿常好发于腹部，其他部位也可发生。发病较快，先有全身不适、寒战、发热等前驱症状，体温可达 39~40℃，患部很快出现境界清楚的水肿性红斑，表面光滑发亮，迅速向周围扩大，有时皮损表面可出现水疱，自觉灼热及疼痛，常伴淋巴结肿大，白细胞计数及中性粒细胞增多。根据不同的临床表现，临床上有各种特殊类型的丹毒，如在红肿的皮损表面发生水疱者，称水疱性丹毒；形成脓疱者，称脓疱性丹毒；发生皮下坏疽者，称坏疽性丹毒；皮损连续扩大且呈岛屿状蔓延者，称游走性丹毒；若于某处多次复发者，称复发性丹毒。由于反复发作致皮肤淋巴管受阻，日久可形成象皮肿，多见于下肢。若发生于面部也可形成慢性淋巴水肿。丹毒若不及时治疗，症状会逐渐加重，体弱者常发生肾炎、皮下脓肿及败血症等并发症。

治疗与护理

治疗

局部可用依沙吖啶溶液湿敷，抗生素首选青霉素，过敏者可用头孢菌素或者林可霉素。本病若治疗不彻底容易复发，一般需治疗 2 周左右，也可以使用红外线等物理治疗来辅助治疗。

护理

（1）去除易引发丹毒的诱因，避免过度劳累，及时治疗足癣，不用手指挖鼻孔。

（2）急性发作时卧床休息，抬高患肢。

第三节　类丹毒

类丹毒（erysipeloid）是由猪丹毒杆菌感染引起的类似丹毒损害的急性感染性皮肤病，多见于从事屠宰业、肉食及水产品加工业的工作者。

常见病因

猪丹毒杆菌易使猪受感染引起猪丹毒。健康的猪、牛、羊、鸡、鱼、虾等都可成为带菌者，兽医、家畜饲养者、鱼虾水产经营者、屠宰工人、厨师及家庭主妇等均可因手部外伤后接触带菌鱼、肉或被鱼刺等刺伤而受染。人被传染后，可发生类似丹毒的损害。

疾病表现

潜伏期平均2天，也可短至8小时。好发于手指部位，先出现疼痛，继而成为局限性紫红色斑，边缘清楚，表面肿胀，触之有浸润感，红斑逐渐向周围扩展，中央部分消退，边缘微隆起而呈环状。有些病例呈游走性，旧的皮疹周围不断出现新的皮疹，此起彼伏。少数患者皮损呈弥漫性或全身分布，炎症更明显，形成环状或地图形皮疹，伴发热及关节症状，发生败血症者罕见。

治疗与护理

治疗

本病对青霉素非常敏感，故青霉素为治疗本病的首选药物，连用 7~10 日。发生败血症型应及早用大剂量青霉素静滴，对青霉素过敏者也可使用头孢菌素、磺胺、红霉素等治疗。

护理

（1）从事屠宰业、肉食及水产品加工业的工作者如手部破损应立即消毒处理。

（2）接受治疗痊愈后，遵医嘱随访 2 个月，主要观察皮肤有无新发皮损。

（3）每天在皮损处局部外敷软膏 1~2 次，可加速皮肤恢复。

第四节　红　癣

红癣（erythrasma）致病菌为微细棒状杆菌，临床特点为境界清楚、红褐色的斑疹。本病可发生于任何年龄，但以成人多见，尤其是糖尿病患者。

 常见病因

微细棒状杆菌属棒状杆菌属，是一种类白喉杆菌，革兰染色阳性，常寄生在正常人的鼻、咽、眼、外耳道及皮肤表面，当局部温暖潮湿或皮肤损伤时，该菌侵入角质层引起感染。

 疾病表现

本病经常发生在生殖器或者腹股沟区，特别是阴囊与大腿接触区域，其他部位比如腋窝、臀沟、乳房下也可以出现。皮疹为边界清楚的红色斑片，刚开始形状不规则形，稍微呈红色，以后变为淡褐色，伴有细小鳞屑。一般不疼不痒，腹股沟和肛门周围，如果活动过多受到摩擦刺激，可以引起瘙痒和增厚。虚弱患者皮疹可能广泛分布于躯干四肢。

治疗与护理

 治疗

局部应用抗真菌药膏有效，可用联苯苄唑或者酮康唑等，疗程2周。对于面积较大者可口服罗红霉素，效果显著。也可外用硫磺水杨酸软膏、夫西地酸霜或口服米诺环素。

 护理

（1）防止自身感染，避免搔抓传播。

（2）注意皮肤卫生。

（3）避免过度运动。

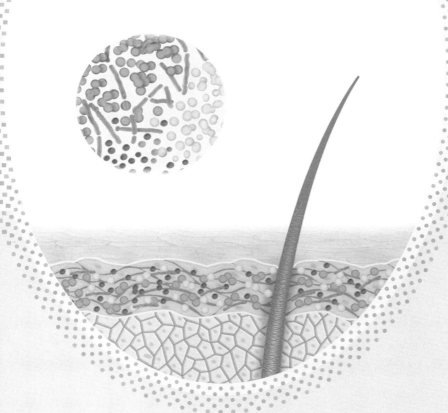

第三章

真菌性皮肤病

第一节　头　癣

头癣（tinea capitis）是由皮肤癣菌引起的头皮和头发感染，分为黄癣、白癣、黑点癣和脓癣。

常见病因

在我国常见的病原菌主要是许兰毛癣菌、铁锈色小孢子菌、犬小孢子菌、紫色毛癣菌及断发毛癣菌等。头癣主要是由直接或间接接触患者或患病的动物而传染，特别是当头皮因剃头等致外伤时更易被感染，故理发是传染途径之一。但是，真菌感染后不一定都引起头癣，这与机体对真菌的抵抗力密切相关。大多数成人对真菌的抵抗力较强，而儿童的抵抗力较弱，所以头癣多见于儿童。

疾病表现

1. 黄癣

黄癣俗称"秃疮"或"癞痢头"，由许兰黄癣菌所致。典型的皮损为黄癣痂，由黄癣菌及表皮碎屑组成，硫磺色，质较硬、干燥、易碎，边缘翘起，中心微凹而呈碟状，从中有一根或数根头发穿出。黄癣痂与头皮附着甚紧，不易刮去，刮去后基底潮红、湿润。严重时可累及面、颈及躯干等处。常自幼患病，直至成年始逐渐愈合，在头皮上遗留广泛的萎缩而光滑的瘢痕，其上只见少数残留稀疏的头发和黄痂。经过几十年的防治，本病已基本得到控制，目前新发病例罕见。

2. 白癣

白癣又名小孢子菌头癣，最常见。病原菌主要是犬小孢子菌和石膏样小孢子菌，偶见铁锈色小孢子菌。初起损害为群集毛囊性丘疹，或环形红色斑片，继而变为以鳞屑为主的小斑片。鳞屑为灰白色，较干燥。头发略稀疏、无光泽，病发在离头皮上约 0.5cm 处折断，在残留的毛干上有灰白色套状鳞屑包绕，即"菌鞘"，是真菌孢子寄生在发干上所形成。一般无炎性反应，也可轻微发红，毛囊可突起如鸡皮状，偶可伴发脓疱、渗液、结痂，附近淋巴结肿大，自觉痒感。损害一般发展至半年后不再扩大增多，处于相对静止状态，至青春期趋向自愈。若无继发感染，不留瘢痕，愈后头发可完全生长。

3. 黑点癣

黑点癣主要由紫色毛癣菌、断发毛癣菌和须癣毛癣菌引起。儿童和成人均可感染。初起损害为小片丘疹、鳞屑，以后发展成为多数甲盖大小的鳞屑小斑，散在于头皮或枕部，小斑亦可相互融合形成较大的斑片。患处病发刚出头皮即折断，留下残发在毛囊口，呈黑点状，故称"黑点癣"。本病发展缓慢，可终年不愈，愈后可留瘢痕形成、脱发。

4. 脓癣

脓癣为白癣或黑点癣的一种特殊类型，近年有增多的趋势。多由亲动物性或亲土性的真菌引起，如犬小孢子菌、须癣毛癣菌、石膏样小孢子菌等，可因接触动物或接触土壤而感染。由于机体反应强烈，引起明显的炎症，初起为群集的毛囊炎性丘疹，迅即发展成为由多数毛囊性脓疱组成的隆起性肿块，逐渐扩展，可至胡桃大或更大，边界清楚，质地柔软，表面有多数蜂窝状排脓小孔，从中可挤出脓液。发根松，易拔除。可有轻微疼痛和压痛，局部红肿，耳后及枕后淋巴结常肿大，可引起癣菌疹，愈后有瘢痕形成。

治疗与护理

治疗

采用综合治疗方法。包括剪发、洗发、搽药、服药、消毒等5个方面，疗程2个月左右。

（1）剪发应尽可能将病发剪除，1次/周。

（2）洗发用硫磺香皂或2%酮康唑洗剂洗头，1次/日。

（3）搽药用5%~10%硫磺软膏或其他咪唑类抗真菌剂，1~2次/日。

（4）服药一般单独内服伊曲康唑、特比萘芬等。肝功能不良者应慎用。

（5）患者使用过的毛巾、帽子、枕套、梳子等生活用具及理发工具等应煮沸消毒。

（6）脓癣治疗同上，注意不宜切开引流。外用药物要温和、可杀菌，可用0.1%依沙吖啶湿敷或莫匹罗星软膏。

（7）小片病灶可用镊子沿头发生长方向将病发全部连根拔除，范围应扩大至病损外围1~2mm正常头发。每周拔1次，连续3次。其他治疗措施同上。

护理

（1）患者污染的衣、帽、枕、被等应采取晒、烫、煮、熏等预防措施。

（2）污染的理发工具应采取刷、洗、泡等措施，对带菌的毛发、鳞屑及痂皮等应进行焚毁。

（3）理发员应做好理发工具的消毒工作，尽量在理发时不损伤头皮。

（4）经常检查儿童头部，防止复发。

第二节 体癣和股癣

体癣（tinea corporis）是除头皮、毛发、掌跖、甲板以外的平滑皮肤上的皮肤癣菌感染。股癣（tinea cruris）是发生于腹股沟、会阴、肛周和臀部皮肤的皮肤癣菌感染。病原菌以小孢子菌、毛癣菌为主，也有表皮鲜菌。

 常见病因

1. 环境因素

体、股癣更容易发生于长期处于闷热潮湿的工作环境和生活环境当中的人，因为体、股癣是由真菌引起的，而闷热潮湿的环境便是真菌的滋生与繁殖的最佳场所，所以为了身体健康，患者最好要避免在这些环境下生活或者工作。

2. 传染因素

由于体、股癣传染性较强，在与体、股癣患者发生直接接触或者间接接触时也很容易被传染上。所以同体、股癣患者接触后一定要及时进行消毒处理，避免被传染上。

3. 其他因素

如果患者本身患有体癣、灰指甲或者手癣、足癣这些疾病时，在抓挠完患处后再去抓挠臀部，就很容易被真菌传染，从而诱发体、股癣。

疾病表现

1. 体癣

致病真菌包括红色毛癣菌、须癣毛癣菌、犬小孢子菌等。常因接触患癣病的猫、狗而染病。初发为针头到绿豆大小丘疹、水疱或丘疱疹，从中心向外发展，中心炎症减轻，边缘由散在的丘疹、水疱、丘疱疹、痂和鳞屑连接成环状隆起，中心部可再次出现多层同心圆样损害。瘙痒明显。一般夏秋季初发或症状加重，冬季减轻或静止，愈后留下色素沉着。

2. 股癣

男性患病率明显高于女性，致病菌大多为红色毛癣菌、其次为絮状表皮癣菌、须癣毛癣菌等。夏季初发或症状加重，冬季减轻。发病与温暖潮湿、肥胖或局部潮湿多汗有关。初为丘疱疹，逐渐向周围扩大，在大腿根部形成弧形损害。可扩展至股阴囊皱褶、肛周、臀部。阴囊受累较少见，阴茎受累罕见。瘙痒剧烈，可引起渗液和结痂，反复搔抓使皮肤呈苔藓样变。一般双侧发病，也可单侧发病。

 治疗与护理

 治疗

原则上以外用药物为主，如益康唑霜、咪康唑霜、联苯苄唑、酮康唑、特比萘芬等。全身泛发性体癣在外用药同时可内服伊曲康唑、特比萘芬、氟康唑等。应积极治疗合并的手癣、足癣、甲癣等，保持皮肤干燥。避免滥用糖皮质激素、免疫抑制剂等。

护理

（1）股癣和体癣大多为间接传染，例如使用公共的洁具和生活用品等；也可自身传染，如患有手癣者，搔抓后再搔抓身体其他部位的皮肤，就可能造成感染。因此必须注意个人卫生，发病后及时治疗。如同时患有手癣、足癣或其他部位的癣，应同时治疗，避免反复传染，并且要尽量避免用手搔抓，如搔抓后也要及时用肥皂洗手。

（2）股癣和体癣一般容易发于夏季，冬季症状可缓解。在天气炎热、相对湿度大的气候条件下，潜伏的霉菌迅速生长繁殖，使症状趋于明显。因此，早期治疗和彻底治疗很重要。

（3）在外用药治疗期间，应勤换内衣，换下的内衣最好煮沸 5 分钟。床单、被褥要勤洗和勤晒。患者的皮损消失后，仍应坚持用药 20~30 天，以防复发。

第三节　手癣和足癣

手、足癣是指皮肤癣菌侵犯手指屈面、指间及手掌侧、足趾间、足底、足跟、足侧缘所引起的感染。在游泳池及公共浴室中穿公用拖鞋易感染足癣，手癣常由足癣感染而来。手、足癣在儿童时期相对少见，青春期以后发病率增加，男女比例无明显差异。

 常见病因

手、足癣是一种生活中常见的皮肤疾病，大多发生于手部或者足部的皮肤。手、足癣的致病菌 90％ 以上为红色毛癣菌，其次为絮状表皮癣菌、须癣毛癣菌等。从医学角度解释，这种癣症是由致病性丝状真菌感染引起，并且由于足部的卫生环境较手部更差，因此足癣比手癣更为常见。手、足癣常见症状可分为角化型、水疱型、丘疹鳞屑型、间擦型和体癣型等数种，有的时候这些症状也会混合出现。患者会觉得患癣部位皮肤瘙痒难耐，且容易发生干裂引起二次感染，加剧病情。

 疾病表现

临床一般分为 3 型：

1. 水疱型

水疱型为在掌心、指侧或趾间、足底、足侧发生针头至绿豆大的深在性水疱，疱壁发亮、较厚、内容清澈，不易破裂，水疱融合成多房性水疱，撕去疱壁可露出蜂窝状基底及鲜红色的糜烂面，可继发细菌感染。水疱自行干燥后形成白色点状及环形鳞屑。有不同程度的炎症和瘙痒，主要发生在夏季。

2. 角化过度型

角化过度型多见，为片状红斑，伴角质弥漫性变厚、粗糙、脱屑，表面覆有鳞屑，边缘尚清楚，中心纹理比较显著，触之有粗糙感。足跟部可形成较深的裂隙和鳞屑，疼痛出血。可向手背或足背发展，形成有鳞屑的斑片，大多干燥无汗。

3. 浸渍糜烂型

浸渍糜烂型多见趾（指）间皮肤发白、糜烂、浸渍，边缘清楚，去除浸渍的表皮，留下潮湿的鲜红新生皮肤。足癣的病变常发生在第三、四趾和第四、五趾缝间，伴渗液，可继发细菌感染、化脓，形成溃疡。有时发出恶臭，瘙痒难忍。可因搔抓引起淋巴管炎、蜂窝织炎或丹毒，足部疼痛红肿，影响下肢活动。

治疗与护理

 治疗

一般使用咪唑类溶液或霜剂，也可用水杨酸制剂等，每日 1~2 次。对皮损干燥甚至皲裂者，可用软膏。外用药应在洗手或洗足后、睡觉前涂搽，以延长药物作用时间，必要时局部封包。对于顽固性手、足癣，也可以口服抗真菌药配合外用药物治疗，可以显著提高疗效，常用的口服药有特比萘芬、伊曲康唑和氟康唑。

护理

（1）晚上洗脚或洗澡后，要擦干趾缝间的水分，扑上消毒撒布粉（薄荷脑 0.1 克、麝香草酚碘化物 2 克、硬脂酸锌 4 克、碳酸镁 2 克、硼酸 15 克、滑石粉加至 100 克），目的在于尽量保持各趾间的干燥，以防止表皮霉菌的再感染。

（2）平时要讲究个人卫生，不要使用公用拖鞋、脚盆、擦脚布等；鞋袜、擦脚布要定期灭菌；保持足部清洁干燥。

（3）浴室、游泳池等公共场所是传染足癣的主要地方，应严格执行消毒管理制度。

（4）手足多汗和损伤，往往是手癣或足癣最多见的诱因之一，平时要减少化学性、物理性、生物性物质对手足皮肤的不良刺激；少饮刺激性饮料，如浓茶、咖啡、酒类等，因为这些饮料激惹汗腺的分泌与排出，为表皮霉菌的易感性提供了有利的环境。

第四节　甲真菌病

甲真菌病（onychomycosis）指由任何真菌所致的甲感染，而甲癣（tinea unguium）特指由皮肤癣菌引起的甲感染。随年龄增加，患病率增多。

 常见病因

健康的甲不易受感染。甲感染真菌可能与遗传、糖尿病局部动静脉循环和淋巴回流障碍、周围神经性疾病等因素有关。在潮湿环境作业及经常受外伤的指（趾）甲容易被真菌感染。趾甲真菌病大多由足癣直接传播，指甲真菌病则可能从手癣传播或由经常搔抓足部而感染。甲真菌病在足趾比手指更多见。甲真菌病的病原菌包括皮肤癣菌、酵母菌和霉菌。皮肤癣菌最常见为红色毛癣菌、须癣毛癣菌和絮状表皮癣菌。

 疾病表现

甲真菌病临床上可分为4型，代表真菌侵犯甲的部位及程度。

1. 白色浅表型

白色浅表型指局限性点状或不规则混浊小片状损害。

2. 远端侧位甲下型

远端侧位甲下型指真菌最初侵犯甲的远端侧缘。

3. 近端甲下型

感染始于甲表皮护膜，并沿近端甲根部下面和甲上皮发展。

4. 全甲营养不良型

全甲营养不良型是各种甲真菌病发展的最终结局，真菌侵入整个甲板，甲结构完全丧失，甲母质和甲床呈乳头瘤样改变，其上覆盖不规则角化物。病程缓慢，如不医治则终身不愈。有时可继发甲沟炎，使局部红肿化脓、疼痛，严重妨碍手指的精细动作。

 ## 治疗与护理

 治疗

（1）对表浅、轻型、单发的甲真菌病，先用小刀尽量刮去病甲，再外搽抗真菌药，如30%冰醋酸或咪唑类及丙烯胺类霜剂或溶液。局部用50%碘化钾或40%尿素软膏封包常常效果更好，且不损害甲器官。8%环吡酮或5%阿莫罗芬甲涂剂，在病甲表面形成一层非水溶性高黏附性的药膜，有较强的局部抗真菌作用。

（2）严重的甲真菌病常需内服抗真菌药物。内服药物治疗甲真菌病的基本原理是药物通过血液到达甲根部及甲床后弥散入甲板，抑制甲组织中的真菌，随着新甲的生长将病变甲向前推移，最终新甲替代病甲。因此，内服药物的疗程取决于药物在甲组织中的含量、持续时间以及甲的生长速度。

（3）伊曲康唑用间歇冲击疗法。2次/日，每次0.2g，连服7日，停药21日，再进行第2个冲击。指甲病变共冲击2次，趾甲病变共冲击 3 次。因伊曲康唑为高度脂溶性，餐后立即服药可达到最佳吸收。

（4）特比萘芬每晚 0.25g，指甲病变连服 6 周至 3 个月，趾甲病变服药时间应长于 3 个月。氟康唑每周 1 次 0.15g，连服 9 个月；也有隔日一次 0.1g，连服 3 个月。上述内服药物如肝功能有异常者应慎用。

护理

（1）甲的护理非常重要，一般来讲，指甲可修剪时可成弧状，而足趾甲修剪时应尽量保持与甲床平齐，以避免在承重时甲嵌入甲床，导致甲沟炎或嵌甲。

（2）对于患病的甲板，不要过度修剪，以免损伤指甲的保护层，或造成致病菌沿着甲床进入甲下组织。

第四章

动物性皮肤病

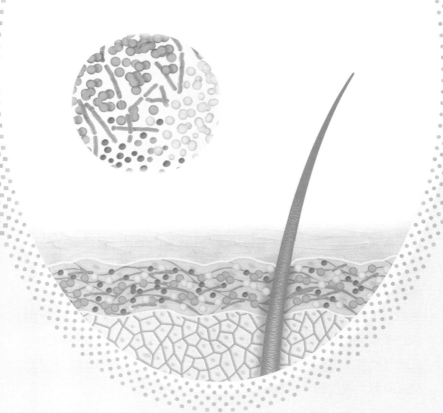

第一节　疥　疮

疥疮是人型疥螨在人体皮肤表皮层内寄生引起的传染性皮肤病，可在家庭成员之间或养老院内传播流行。主要表现为夜间瘙痒加剧，皮肤柔嫩处有丘疹、水疱、阴囊瘙痒性结节。

 常见病因

疥螨通过直接或间接接触而传染。疥螨成虫寄生在人体表皮角质层内，并会在皮下开凿隧道并产卵。瘙痒症状与疥螨在皮肤内中活动、疥螨粪便等排泄物的物理、化学刺激，以及炎性因子和细胞的参与有关。

 疾病表现

疥螨常侵犯指缝、腕部、肘窝、腋窝、乳房下、腰腹部、四肢内侧、外生殖器等处皮肤薄嫩部位，皮疹为粟粒大丘疹或丘疱疹。成人的头、面、掌跖等处不易受累，但婴幼儿例外。有时可见细小迂曲的隧道，在阴囊、阴茎等处可以看到黄豆或绿豆大小的结节。自觉瘙痒，尤以夜间为甚。可继发感染而发生脓疱疮、毛囊炎、疖、淋巴结炎，甚至发展为肾炎等。对有感觉神经病变或严重体残的患者，因对瘙痒不能起反应或不能搔抓，容易发生结痂性疥疮，表现为大量鳞屑、结痂、红皮病或疣状斑块，患者身上有数百万个疥螨，传染性极强。

治疗与护理

治疗

（1）常用抗疥疮的外用药物：① 10% 硫磺软膏（儿童用 5% 硫磺软膏）、3% 水杨酸软膏。② 1% γ-666 乳剂或软膏，注意药物的神经毒性。③ 10%~25% 苯甲酸苄酯洗剂或乳剂。④ 扑灭司林霜外用。⑤ 40% 硫代硫酸钠溶液和 4% 稀盐酸溶液先涂前者 2 次，待干后再涂后者 2 次。每日早晚各 1 次，连用 3~4 天。⑥ 10% 克罗米通乳剂或搽剂每日早、晚各涂 1 次，连用 3 天。凡上述外用药物治疗后，应观察 2 周，如无新皮损出现，方可认为痊愈，因疥虫卵在 7~10 天后才能发育为成虫。愈后无新发皮疹仍有痒者，可外涂复方炉甘石洗剂。

（2）疥疮结节的治疗：① 地奈德每晚涂搽，2~3 周。② 皮损内注射糖皮质激素（曲安奈德）。③ 曲安奈德新霉素贴膏局部外贴。④ 冷冻治疗。

（3）内用药物、瘙痒严重者酌情选用抗组胺药，继发感染者加用抗生素。

护理

（1）凡集体发生或家庭成员中有患者应同时治疗。注意个人卫生，做到"三勤"：勤洗澡、勤换衣、勤晒衣被。

（2）不与患者同居、握手。

（3）患者换下的衣服要单独清洗，煮沸灭虫，不能煮烫者用塑料包扎 1 周后，待疥螨饿死后清洗。

第二节　螨皮炎

螨皮炎（mite dermatitis）是指由螨虫叮咬或接触其分泌物而引起的急性皮炎，也统称螨虫皮炎。

 常见病因

螨为肉眼刚能见到的微小昆虫，广泛存在于自然界。螨种类繁多，最常见的为虱螨、蒲螨，这类螨虫主要生活在谷物稻草或草席制品上，与人接触后叮刺皮肤产生皮疹。由蒲螨引起的皮炎又称谷痒症，谷类收割者及包装工人被蒲螨叮咬后易发病。寄生于鸟的鸡皮刺螨和啮齿动物的鼠螨也可叮咬皮肤产生皮疹。有些粉螨以腐败的有机物为食而不吸血液，所引起的皮炎是宿主对螨的分泌物或螨皮的过敏反应。

 疾病表现

本病多发生在夏秋温暖潮湿季节，先在被螨叮咬的部位出现水肿性红斑、丘疹、丘疱疹或为大小不等的风团，其上有小水疱，偶尔为大疱，少数患者可表现为瘀点或瘀斑，以后未暴露部位也可出现皮疹，自觉奇痒难忍，常因搔抓而出现抓痕、血痂、湿疹样变或继发感染、淋巴结肿大。部分患者可出现程度不等的全身症状如头痛、关节痛、发热、乏力、恶心等。一周左右皮疹开始消退，瘙痒减轻，遗留暂时性色素沉着。患者白细胞及嗜酸性粒细胞计数增高，个别患者可发生哮喘、蛋白尿、结膜充血等。

治疗与护理

治疗

局部涂搽消炎止痒药或糖皮质激素霜剂，如含 1% ~2% 薄荷酚炉甘石洗剂、5% 樟脑乙醇、糠酸莫米松软膏、复方地塞米松霜等。皮损广泛者或瘙痒严重者内服抗组胺药物。继发感染者局部用抗生素软膏。

护理

（1）居室、仓库应经常通风，保持干燥。要加强个人防护，工作后要及时洗澡更衣。

（2）螨皮炎的患者应注意保持饮食的清淡，多吃蔬菜、水果，多喝水，忌食辛辣刺激以及太过油腻的食物，有利于病情的康复。

（3）同时还要注意环境卫生，做好消毒、杀虫工作。

第三节 虱 病

虱病（pediculosis）是由虱寄生于人体，反复叮咬吸血引起的传染性皮肤病，分为头虱、体虱和阴虱三种，在人群中通过直接接触传播或通过梳子、头巾、帽子、衣服、被褥等间接接触传播，阴虱主要通过性接触传播。

常见病因

虱为节肢动物昆虫纲，属体外寄生虫。有相对的宿主特异性和寄生部位特异性。阴虱与体虱和头虱的不同之处在于，阴虱的中腿及后腿爪较大，腹部宽度大于长度，外形似螃蟹状；头虱和体虱身体长度大于宽度，中后腿较短，成年的阴虱及卵均比头虱、体虱小，且运动速度较慢。头虱、体虱离开人体后可存活 10 日左右，阴虱离开人体后存活期很难超过 24 小时，故只有在宿主高热、死亡或与另一宿主密切接触时才离开宿主。阴虱的足爪对毛发的抓附能力与阴毛、腋毛、胡须、眉毛、睫毛的直径相匹配，头虱则与头发的直径相吻合；阴虱的卵适于黏附在阴毛上，体虱的卵则适于黏附于织物纤维上。虱用口器刺入人体皮肤，吸吮人血时，其唾液内的毒性分泌物加上口器的机械刺激而引起发病，体虱还可传染回归热和斑疹伤寒。

疾病表现

1. 头虱病（pediculosis capitis）

多见于卫生条件差的妇女与儿童。头虱多寄生于头部耳后发根上，常能见到针头大白色的虱卵粘连在头发上，少数可寄生在睫毛、胡须上。虱叮咬处有红斑、丘疹。瘙痒剧烈，搔抓后引起头皮抓痕及血痂，易继发感染而形成脓肿或疖、局部淋巴结肿大，严重者浆液渗出可使头发粘连成束并散发臭味，日久可形成瘢痕性脱发。

2. 体虱病（pediculosis corporis）

体虱寄生在躯体上，在内衣的衣领、裤腰、裤裆的衣缝等处易发现体虱及虱卵。临床可见躯干部皮肤因体虱叮咬而引起的红斑、丘疹或风团块，常伴有线状抓痕及血痂，久之可发生苔藓样变及色素沉着。

3. 阴虱病（pediculosis pubis）

阴虱寄生于阴毛部，突然发生阴毛部剧烈瘙痒常是阴虱病首要和唯一的症状，大多数患者或其配偶近期有不洁性关系史，或近期曾在外住宿。可见阴毛上黏附有灰白色砂粒样的阴虱卵及缓慢移动的阴虱，皮肤上可见抓痕、血痂、继发感染、散在片状蓝色出血瘀斑，患者内裤上常有点状污褐色血迹。阴虱主要通过性接触传播，夫妻常同患此病，因此国外已把阴虱列为性传播疾病范畴。

治疗与护理

治疗

头虱患者应剃头后外用50%百部酊搽遍头发，每日2次，第3日用热水肥皂洗头，用篦子将已杀死的虫卵及成虫篦去。将用过的梳、篦、帽子、头巾及枕套等同时进行消毒。患体虱时应及时沐浴，并将衣被等物煮沸消毒。阴虱首先要剃除阴毛并烧掉，然后外搽50%百部酊或25%苯甲酸苄酯乳剂。应同时检查并治疗与患者密切接触的家庭成员，各种继发性皮肤损害，可对症治疗。

护理

以预防为主，注意个人卫生，经常洗澡、换衣，避免和有虱病的人直接或间接接触。

第五章

变态反应性皮肤病

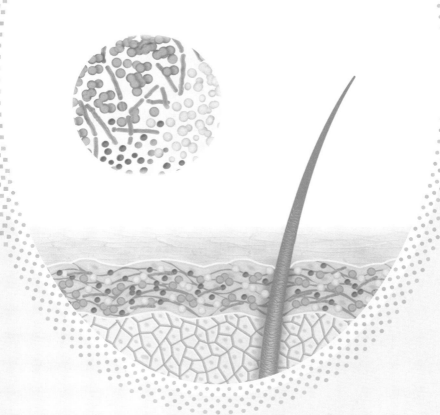

第一节 药 疹

药疹（drug eruption）也叫药物性皮炎，指药物通过口服、注射、吸入、灌肠、栓剂使用等各种途径进入人体后，在皮肤黏膜上引起的炎症性皮疹，是皮肤科常见急症，多数起病较急，部分症状较重，伴有发热，心、肺、肝及肾等内脏的损害，甚至导致死亡。药疹是过敏反应中最常见的类型。

 常见病因

影响药疹发生的因素包括药物的化学性质、机体自身的过敏体质（或称变应性体质）、基础疾病作用、药理遗传学因素等方面。绝大多数药物在一定条件下，都有引起药疹的可能。

临床上易引起药疹的药物如下：

（1）抗生素，以 β 内酰胺类和头孢菌素多见。

（2）磺胺类，以长效磺胺引起的药疹较多。

（3）解热镇痛类，如阿司匹林、氨基比林、对乙酸氨基酚、保泰松等，此类药物常与其他药物制成复方制剂，使用时应多加注意。

（4）镇静催眠药及抗癫痫药，如苯巴比妥、苯妥英钠等。

（5）异种血清制剂及疫苗，如破伤风抗毒素、狂犬病疫苗等。

（6）中药，如葛根、天花粉、六神丸等。

 疾病表现

一、临床所见的药疹大多与免疫反应相关

（1）只发生于少数对特定药物敏感者，大多数人则不发生反应。

（2）药疹的轻重与用药量无一定的相关性，高敏状态下，甚至极小剂量的药物亦可诱发严重的药疹。

（3）有一定的潜伏期，初次用药一般需 4~20 日，已致敏者再次用该药后，24 小时之内即可发生。

（4）存在交叉过敏及多价过敏现象，交叉过敏是指药疹治愈后，如再使用与致敏药物化学结构相似的药物亦可诱发药疹。多价过敏是指在药疹发生的高敏状态下，甚至可对平时不过敏、与致敏药物化学结构不同的药物也出现过敏的现象。

（5）停止使用致敏药物后皮疹可消退，使用糖皮质激素治疗常有效。

二、常见的药疹类型

1. 荨麻疹型药疹

皮疹表现为全身皮肤大小不等的风团、红斑，自觉剧烈瘙痒，持续时间较长，同时可伴有血清病样症状，如发热、关节疼痛、淋巴结肿大，少数患者可出现过敏性休克。这类药疹多由青霉素、血清制品等引起。

2. 固定型药疹

皮疹特点为类圆形的水肿性暗紫红色斑疹，直径在 0.2cm 至数厘米，常为一个，偶可数个，边界清楚，绕以红晕，红斑上可出现水疱或大疱，轻度瘙痒，一般不伴全身症状。发生于黏膜皱褶处常有糜烂渗出，消退后遗留色素沉着。以后再次使用该药，常于数分钟或数小时后，在以前发疹处出现同样皮疹，发作越频繁色素越深。常由磺胺类、解热镇痛类、巴比妥类等引起。

3. 麻疹样或猩红热样药疹

皮疹呈弥漫性鲜红色斑或密集性粟粒大小红色斑丘疹，范围广泛，类似麻疹或猩红热的皮疹，是药疹中最常见的类型。有时上述两种皮疹可同时出现，对称分布，可泛发全身，以躯干为多。可伴发热等全身症状，但较麻疹及猩红热轻微；多有明显瘙痒。常由半合成青霉素（如氨苄青霉素和羟氨苄青霉素）、解热镇痛类、别嘌醇、卡马西平、万古霉素等引起。

4. 痤疮样药疹

皮疹表现类似寻常性痤疮，多见于面部及胸背部的毛囊性丘疹、脓丘疱疹等。多由于长期服用碘剂、溴剂、糖皮质激素、避孕药等引起，皮疹消退较慢，停药后可迁延数月。

5. 多形红斑型药疹

皮疹为豌豆至蚕豆大圆形或椭圆形水肿性红斑、丘疹，中心可有水疱，边缘呈紫红色，呈虹膜样。多对称分布于躯干、四肢，可伴有瘙痒，常累及口腔及外生殖器黏膜。部分患者口腔、眼、肛门、外生殖器等部位出现红斑、糜烂，疼痛剧烈；并伴高热、外周血白细胞升高、肝肾功能损害等，称为重症多形红斑型药疹，病情凶险，可导致死亡。常由磺胺类、解热镇痛类、抗生素类、巴比妥类等引起。

6. 剥脱性皮炎型药疹

该皮疹可以由麻疹样或猩红热样药疹发展而来或一开始就

出现，首次发病者潜伏期约 20 天。表现为全身皮肤弥漫性潮红肿胀，伴糜烂、少量渗出、结痂。继而全身出现大量鳞片状脱屑，手足呈手套或袜套状剥脱。黏膜也可出现充血、糜烂。常伴有发热，肝肾功能损害，严重者常因全身衰竭或继发感染而死亡。多由卡马西平、磺胺类、巴比妥类、解热镇痛类、抗生素等引起。

7. 大疱性表皮松解萎缩坏死型药疹

该皮疹是药疹中最严重的一型，发病急骤，皮疹先出现于面部、颈部及上胸部，很快发展至全身，为弥漫性紫红或暗红色斑片，红斑上可见大小不等的松弛性水疱或大疱，尼氏征阳性，稍受外力表皮即可擦掉，呈糜烂面，可有大量渗出，如同二度烫伤样表现，触痛明显。口、眼、呼吸道、消化道黏膜也可有糜烂、溃疡。全身中毒症状较重，伴高热、乏力、恶心、呕吐、腹泻等症状。常因继发感染、肝肾功能衰竭、电解质紊乱、消化道出血而死亡，可由磺胺类、解热镇痛类、抗生素类、巴比妥类等引起。

大疱性表皮松解坏死型药疹、重症多形红斑型药疹及剥脱性皮炎型药疹均称为重型药疹，常合并多种内脏器官损伤。除以上常见的类型外，还有扁平苔藓样药疹、血管炎型药疹、湿疹样型药疹、紫癜型药疹等。

 ## 治疗与护理

 治疗

1. 必须停用或更换可疑致敏药物

越早停用致敏药物的病例其预后越好，并嘱患者多饮水或通过补液加速体内药物的排出。轻型药疹在停止使用致敏药物后皮疹可消退，也可给予抗组胺药、维生素C或钙剂，必要时给予泼尼松（30~60mg/d）或等效剂量其他种类激素，待皮疹消退后逐渐减量至停药。

2. 采取有效措施

对病情严重的药疹，应及早采取有效措施，制定周密的方案积极抢救。

（1）大剂量糖皮质激素静滴。及早采用糖皮质激素可有助于控制病情，改善预后，可用氢化可的松200~400mg/d或用甲泼尼龙40~80mg/d，分2~3次静脉滴注；必要时应加大糖皮质激素用量或用冲击疗法，症状缓解后可逐渐减量。治疗时应注意大剂量糖皮质激素引起的不良反应。

（2）预防和治疗继发感染。由于重症药疹伴有大面积皮肤脱屑、表皮剥脱、体液渗出，加之大量糖皮质激素应用，极易出现继发细菌甚至真菌感染，可根据患者药敏史及细菌培养情况选用适当的抗菌药物，在细菌学检查结果报告前，可先根据经验选用广谱抗菌药。严格消毒隔离，每日对房间空气、地面消毒，更换无菌被单。

（3）加强支持及维持水电解质和酸碱平衡。患者常伴有低钾、低蛋白血症及酸碱平衡紊乱，及时予以纠正；注意蛋白质的摄入量，必要时输血浆或白蛋白以维持体内的胶体渗透压，可有效减少渗出。

（4）加强护理。注意眼睛和口腔的护理，保持口腔清洁，每天用4%碳酸氢钠溶液漱口，定期用3%硼酸溶液冲洗眼部，防止球睑结膜粘连，闭眼困难者应用油纱布盖眼，以防角膜长久暴露而损伤。可用糖皮质激素眼药水和抗菌素眼药膏点眼。

（5）外用药物。大疱性表皮松解萎缩坏死型药疹和剥脱性皮炎型药疹，常有大面积皮肤剥脱、渗出，以暴露干燥加皮损湿敷或油纱布敷贴。

3. 过敏性休克的治疗

过敏性休克一般在给药数分钟至1小时内发作。患者出现胸闷、气短、头晕、心悸、四肢麻木，继而面色苍白或发绀、出冷汗、血压下降、神志不清乃至昏迷，可同时伴发荨麻疹、血管性水肿等表现。对过敏性休克必须争分夺秒，立即就地抢救，一般治疗措施如下：

（1）肾上腺素。立即给予0.1%肾上腺素0.5~1ml皮下或肌注，以减轻呼吸道黏膜水肿及平滑肌痉挛，并可升高血压；必要时静脉注射。血压持久偏低时给予多巴胺等升压药静滴。

（2）激素。地塞米松5~10mg肌注或静注，或氢化可的松200~300mg加入5%~10%葡萄糖溶液500ml静脉滴注。

（3）解除痉挛、水肿。有支气管痉挛时，可缓慢静注氨茶碱0.25g；喉头水肿呼吸受阻时，可行气管插管或气管切开。

护理

（1）严格掌握各种药物适应证及不良反应，正确使用药物，避免发生过敏反应。

（2）仔细询问药物过敏史，避免再次使用致敏药物。

（3）对急症患者应备好异丙嗪、肾上腺素、氧气，以便于抢救。

第二节　荨麻疹

　　荨麻疹（urticaria）俗称"风疹块"，是由于各种致敏因素如药物、食品、花粉、感染等引起皮肤、黏膜小血管扩张及渗透性增加而出现的一种瘙痒性皮肤病。

 常见病因

　　引起荨麻疹的因素甚多，病因较复杂，主要为机体对某些物质过敏、产生变态反应有关。大多数患者找不到原因，尤其是慢性荨麻疹，常见的发病原因如下。

　　（1）食物：如鱼、虾、蛋类、奶类最常见，其次是肉类和某些植物性食品，如草莓、可可、番茄。另外食物中添加的调味剂、防腐剂，也可能引起荨麻疹。

　　（2）药物：如青霉素、血清、疫苗、阿司匹林、吗啡及可待因等。

　　（3）感染：各种感染因素均可引起本病，最常见的是引起上呼吸道感染的病毒和金黄色葡萄球菌。

　　（4）吸入物：花粉、灰尘、动物皮屑、烟雾、羽毛、真菌孢子及挥发性化学品（如甲醛、丙烯醛、除虫菊、化妆品等）等。

　　（5）物理因素：如冷、热、日光、摩擦及压力等物理和机械性刺激。

（6）动物及植物因素：如昆虫叮咬、毒毛（如毛虫）刺入皮肤以及接触荨麻、羊毛等。

（7）精神因素：精神紧张或兴奋、运动后引起乙酰胆碱释放。

（8）遗传因素：某些荨麻疹与遗传有关，如家族性冷性荨麻疹等。

（9）内脏和全身性疾病：如风湿热、类风湿性关节炎、系统性红斑狼疮、恶性肿瘤以及慢性疾病如胆囊炎、肾炎、糖尿病等。

 ## 疾病表现

根据病程，分为急性荨麻疹和慢性荨麻疹两类，前者在数周内能痊愈，后者则反复发作达数月至数年不愈。急性荨麻疹起病常较急，皮肤突然发痒，很快出现大小不等的鲜红色或瓷白色风团，呈圆形、椭圆形或不规则形。瘙痒剧烈，数小时后可迅速消退，但又不断出现新的风团，反复发作。风团持续时间一般不超过 24 小时。部分可因胃肠黏膜水肿出现腹痛、腹泻症状，严重者可伴有心慌、烦躁、胸闷、气短、恶心、呕吐甚至血压降低等过敏性休克样症状。

临床还常见一些特殊类型的荨麻疹：①人工荨麻疹指用手搔抓或用钝器划过皮肤后，沿划痕发生条状风团；②接触冷风、冷水或冷物后，暴露或接触冷物部位产生风团或斑状水肿称寒冷性荨麻疹；③运动、受热、情绪紧张、进食热饮后即出现直径为 2~3mm 的小风团称胆碱能性荨麻疹；④日光性荨麻疹是由日光中的中波及长波紫外线或可见光引起。

治疗与护理

 治疗

　　尽可能找到并去除一切可能的诱因，由感染引起者应使用抗微生物药物控制感染，并处理感染病灶。一般可根据情况选用抗组胺药如盐酸西替利嗪、氯雷他定等，无效者可短期使用糖皮质激素治疗。有喉头水肿或休克表现者还应及时使用肾上腺素。慢性荨麻疹一般以抗组胺药物为主，不宜使用糖皮质激素。一种抗组胺药物无效时，可 2~3 种联合，并以多种抗组胺药交替使用或联合使用 H1 和 H2 受体拮抗剂。局部可外用冰片炉甘石洗剂。

护理

　　（1）首先找到致敏原。尽量避免可疑致敏原。

　　（2）急症患者立即送往医院抢救。

　　（3）饮食宜清淡，避免刺激及易致敏食物，保持大便通畅，必要时应用缓泻药物及肥皂水灌肠。室内禁止放花卉及喷洒杀虫剂，防止花粉及化学物质再次致敏。嘱患者戒烟酒。

　　（4）使用抗组胺药物后易出现嗜睡、眩晕，甚至轻度幻视等，应向患者交代清楚，并告诫患者服药期间避免高空作业、驾车外出等。对老年患者及有心血管疾病的患者，可采取睡前服药法，以减少意外情况的发生。

第三节 丘疹性荨麻疹

丘疹性荨麻疹（papular urticaria）也叫急性单纯性痒疹，一般认为与节肢动物叮咬有关，实际上本病即为虫咬皮炎。

 常见病因

主要叮咬人的昆虫有蚊子、臭虫、蚤、虱、螨、蠓等。昆虫通过口器刺入皮肤吮血，其唾液及部分口器残留皮内是引起本病的原因。

 疾病表现

春秋季节多见，多发生在躯干四肢伸侧，群集或散在。皮损为红色风团样纺锤形或圆形丘疹，直径 1~2cm，中央常有丘疱疹、水疱或大疱，瘙痒剧烈。一般发疹 1 周后逐渐消退，可反复发生，也可以引起继发感染。

 治疗与护理

 治疗

注意个人卫生，避免叮咬。抗组胺药有较好的效果，还可外用 1% 薄荷炉甘石洗剂及皮质类固醇如糠酸莫米松乳膏止痒，有继发感染可外用抗菌素乳霜。

护理

（1）患者平时要注意观察过敏原，如发现对某种食物或药物过敏时，应立即停用，对可疑致敏原应尽量避免接触。

（2）剪短指甲，勿用力搔抓，否则可引起皮损显著增多，瘙痒剧烈。

（3）保持大便通畅，多食用富含纤维素的食物。

（4）室内应保持清洁、干燥，禁放花卉，也不应该喷洒消毒水、敌敌畏等化学物品，以免致敏。

（5）司机、高空作业者在工作期间禁用氯苯那敏、苯海拉明等抗过敏药物，以免因头晕、嗜睡而发生事故。

小贴士

本病因常因过敏（如进食鱼、虾、蟹等食物，使用某些药物，昆虫的叮咬，肠寄生虫，消化道功能障碍等），刺激（如冷、热、风、光等刺激）或精神因素等导致皮肤的组织细胞释放组胺，使小血管扩张，渗透性增加，形成局限性水肿。

第四节　接触性皮炎

接触性皮炎（contact dermatitis）是由于皮肤、黏膜接触某种物质后，在接触部位发生的急性或慢性炎症反应。少数接触物本身具有强烈刺激性或毒性，接触后引起的称作原发性刺激性接触性皮炎；大多数接触物具有致敏性，通过Ⅳ型变态反应引起皮肤炎症。常见的有贴中药膏剂引起的皮肤炎、金属过敏、化妆品皮肤炎等。

 常见病因

按所接触物的性质不同分为两类：一种是刺激性的接触性皮炎，另一种是过敏性的接触性皮炎。前者指接触物对皮肤有很强的刺激性，任何人接触后均可发生皮炎，称为原发性刺激，如强酸、强碱、肥皂、有机溶剂等；后者指接触的物质本身是无刺激的，少数人接触该物质致敏后，发生的过敏反应性皮炎。

 疾病表现

根据接触物的性质、接触时间、接触方式等引起不同严重程度、不同性质的皮疹。损害一般只发生在接触部位，境界清晰。若患者敏感性较高，身体其他部位也可出现皮疹，如果接触的是气体、粉尘，全身皮肤都可以出现皮疹。轻症时可以出现红斑，或有针尖大小密集性丘疹，皮疹多为单一形态。重症时可以有更明显的丘疹、水疱、大疱，甚至糜烂、渗出、结痂、坏死。病程多有自限性，在去除接触物后，处理得当，一般1~2周即可痊愈。当需确诊过敏原时，可做斑贴试验，用小剂量可疑物贴于皮肤上，观察2~3天，出现红斑、丘疹或水疱即为阳性。

治疗与护理

治疗

寻找致敏物并避免再次接触该物质。内用药可选择抗组胺药、维生素C、葡萄糖酸钙等治疗，重症者短期使用糖皮质激素。外用药物根据皮疹情况选择：急性期以红斑、丘疹为主者可用粉剂或洗剂，渗出多时可用溶液湿敷，当转为亚急性皮炎时可用选用糖皮质激素乳剂、糊剂。

护理

（1）患者应该注意禁止搔抓，搔抓皮肤容易引起皮肤感染，甚至引起全身的炎症反应。

（2）忌食辛辣刺激的食物，辛辣刺激的食物会使血管扩张，使皮炎加重。

（3）应使用温水淋浴，忌用热水烫洗。

（4）不要用碱性的肥皂，可选择刺激性较小的硼酸皂，或直接用清水冲洗。

第五节　湿　疹

湿疹（eczema）是由多种内、外因素引起的皮肤炎症。病变具有皮疹多形性、易慢性化、瘙痒剧烈、容易复发的特点。

 常见病因

湿疹病因复杂，与迟发型变态反应有关，常为内外因相互作用的结果。内因如劳累、紧张、失眠、慢性消化系统疾病、内分泌失调、感染等，某些类型的湿疹与遗传有密切的关系。外因如生活环境、气候变化、某些食物、日光、寒冷、干燥、炎热以及各种动物皮毛、植物、化妆品、肥皂、人造纤维等。

 疾病表现

按表现分为急性、亚急性、慢性三种。

1.急性湿疹

发作较快，皮疹表现为对称性粟粒大小的丘疹、丘疱疹，严重时有小水疱，常融合成片，境界不清楚。可因搔抓引起糜烂、渗出和结痂等继发改变。自觉剧烈瘙痒。

2.亚急性湿疹

急性湿疹减轻后或拖延较久可发生亚急性湿疹，红肿及渗出减轻，可有丘疹及丘疱疹及少许鳞屑及轻度浸润，有时可因再次暴露于致敏原或处理不当，而出现急性发作。如经久不愈，也可发展为慢性湿疹。

3. 慢性湿疹

急性湿疹及亚急性湿疹反复发作可转为慢性湿疹，表现为患部皮肤肥厚、浸润，表面粗糙，覆以少许糠秕样鳞屑，或呈苔藓样变，有色素沉着或色素减退，周围可有丘疹及丘疱疹。

 ## 治疗与护理

 治疗

内服止痒药物，如抗组胺药和镇静安定药，急性期还可用葡萄糖酸钙、维生素C、硫代硫酸钠等静注，或用普鲁卡因静脉封闭疗法。外用药物根据皮疹情况选择：急性期以红斑、丘疹为主者可用粉剂或炉甘石洗剂，渗出多时可用3%硼酸溶液湿敷；亚急性皮炎时可用选用糖皮质激素乳剂、糊剂；慢性期可选用软膏、硬膏等。

护理

（1）避免局部搔抓、肥皂热水烫洗，忌饮酒、浓茶、咖啡、辣椒等刺激性饮食，有对鱼虾过敏者，忌食鱼虾。

（2）保持屋内空气清新，经常开窗使屋内空气流通，以免患者过多吸入屋内的尘螨、粉螨、灰尘，以及屋内养的花草产生的花粉，导致过敏。

（3）避免接触化学用的物品，如洗面奶、洗衣粉、洗澡液等。

（4）避免用热水烫洗患处，避免用盐水、酒精、醋精反复擦洗患处。

（5）少食或者不食辛辣刺激性食物以及酒精类的饮料。

第六节　异位性皮炎

异位性皮炎（atopic dermatitis）又叫遗传过敏性皮炎，特应性皮炎，是一种与遗传过敏素质有关的皮肤炎症性疾病，其特征是患者或其家族中常有哮喘、过敏性鼻炎、荨麻疹等病史，患者在不同年龄阶段更可能出现这些疾病。

 常见病因

目前认为该病与遗传有关，其他相关因素包括食物过敏原刺激、吸入过敏原刺激、自身抗原、感染及皮肤功能障碍。

 疾病表现

异位性皮炎发病通常分为三个阶段：婴儿期、儿童期、青年成人期。

1. 婴儿期

此时的异位性皮炎又叫婴儿湿疹。发病常在出生后几个月。发病以面部为主，头皮、躯干、四肢也可以累及。颊面部红斑，继而在红斑基础上出现针头大小的丘疹、丘疱疹，密集成片，很快形成糜烂、渗出性损害和结痂等，瘙痒明显，引起婴儿哭闹和睡眠不安。病程1~2年，时轻时重，预防接种常使症状加重。

2. 儿童期

多数在 5 岁前发病，也可由婴儿期迁延而来。皮肤干燥、皮损累及四肢伸侧或屈侧，常限于肘窝、腘窝、两小腿伸侧等处，皮损潮红、渗出现象较婴儿期轻，丘疹暗红，伴有抓破等皮肤损伤，久之则发生皮疹肥厚、苔藓样变。

3. 青年成人期

皮损与儿童期类似，为局限干燥性损害，红斑或丘疹，苔藓样变。好发于肘窝、腘窝、颈前及侧部，还可发生于面、眼周、手背等处，以屈侧为著。

治疗与护理

治疗

最好能找到并避免诱发因素，缓解症状，防治着重于婴儿期。在婴幼儿期应注意观察食物反应，避免过敏性食物。注意发现加剧病情的环境因素并尽力回避。避免过度洗烫，刺激及过度搔抓皮肤，平时可用润泽皮肤的护肤品避免皮肤过度干燥。瘙痒可用抗组胺药，也可根据情况用皮质类固醇制剂或有抗菌作用的复方制剂，或他克莫司软膏。范围广泛而顽固者也可以使用窄波紫外线照射治疗，也有一定效果。生物制剂度普利尤单抗属于近年新开始使用的靶向药物，对中重度异位性皮炎有非常不错的效果。

护理

（1）尽量避免让患者的皮肤直接接触粗纤维的衣物，如毛衣、尼龙，宜穿着宽松的棉织物。

（2）避免用过热的水沐浴，沐浴时间不宜过久。沐浴用品以及所有保养乳液、乳霜，都不能含有香味和酒精。

（3）避免压力过大，保持乐观开朗的心情。

（4）冬天要避免肌肤干燥，并且保持润温暖的环境。

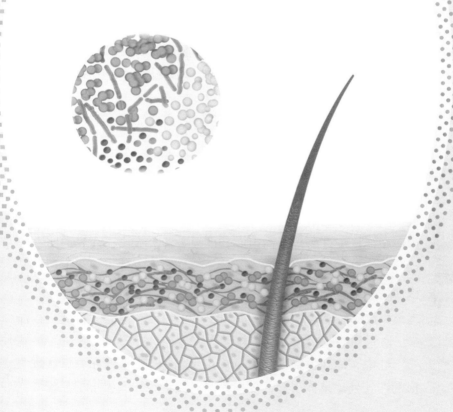

第六章

物理性皮肤病

第一节　痱　子

痱子（miliaria）是夏季最常见的皮肤病之一，又名粟粒疹或汗疹。

 常见病因

由于人体在高温湿热环境下，汗液分泌增加，汗液不易蒸发，皮肤经汗液的浸渍、角质层过度脱脂及表皮细菌过度繁殖而导致汗孔闭塞引起汗液排泄受阻、汗管破裂、汗液外渗周围组织而造成皮肤内汗液潴留。

 疾病表现

按汗管损伤和汗液溢出部位的不同，可分为以下几种类型：

1. 白痱

白痱又称晶形粟粒疹（miliaria crystallina）：由汗液在角质层或角质层下汗管溢出而引起，皮损为针尖大小，浅表透明水疱，壁薄易破，微亮，疱液清，无红晕，常成批出现，干后有极薄脱屑，好发于颈、躯干部，自觉症状轻微，常见于高热并大量出汗之后或长期卧床，过度虚弱的患者。

2. 红痱

红痱又称红色粟粒疹（miliaria rubra）：由汗液在表皮螺旋形的汗管处溢出而引起，皮损为圆而尖形、针头大小的丘疹或丘疱疹，有轻度红晕，常成批对称出现，自觉轻度烧灼及刺痒感，好发于除掌跖以外身体任何部位，尤以颈、胸背、腰腹部、肘窝、腋窝、乳房下及婴幼儿头面及臀部为甚，少数可继发毛囊炎等。

3. 脓痱

脓痱又称脓疱性粟粒疹（miliaria pustulosa）：多由红痱发展而来，除丘疹或丘疱疹外，还有成片针头大浅脓疱或脓性丘疱疹。脓疱内容物细菌培养常为无菌性或非致病性球菌。好发于皮肤皱襞处及小儿头颈部。

4. 深痱

深痱又称深部粟粒疹（miliaria profunda）：由于阻塞的汗管在真皮与表皮交界处破裂，表皮汗管常被反复发作的红痱破坏使汗液阻塞在真皮内而发生。多累及热带地区反复发生红痱的患者，好发于躯干部，也可波及头面部和肢体，为密集的、与汗孔一致的非炎性丘疱疹，出汗时皮疹增大，皮肤可因全身汗腺导管堵塞而致出汗不畅或无汗。当皮损累及头面部时，可出现中暑症状，如头痛、头晕、发热乃至虚脱症状。

 治疗与护理

 治疗

以清凉、收敛、止痒为原则，局部外用痱子粉、振荡剂或1%薄荷炉甘石洗剂，脓痱外用莫匹罗星软膏，每日3次，必要时口服抗生素。

护理

（1）保持室内通风、凉爽，以减少出汗和利于汗液蒸发。衣着宜宽大，便于汗液蒸发，及时更换潮湿衣服。

（2）经常保持皮肤清洁干燥，常用干毛巾擦汗或勤用温水洗澡。

（3）痱子发生后，避免搔抓，防止继发感染。

第二节　冻　疮

冻疮（pernio）是在寒冷季节，发生在机体末梢部位的局限性、淤血性、红斑炎症性疾病。

 常见病因

当局部皮肤长期暴露于寒冷、潮湿空气中，加上患者末梢血液循环较差、缺乏运动、手足多汗、营养不良及户外工作等原因，使皮下小动脉血管强烈收缩，导致血液淤滞，皮肤缺血、缺氧，细胞损伤，细胞内外微环境改变，代谢失常，久之血管麻痹性扩张，血浆渗出，形成水肿及组织坏死而发生冻疮。

 疾病表现

好发于冬季、早春季节。各年龄组均可发生，但以儿童、年轻妇女或周围血循环不良者多见。好发于肢端、耳郭、鼻尖等末梢部位，皮损为局限性水肿性紫红斑，界限不清，皮温低，有痒感，压之退色，去压后红色恢复，受热后局部肿胀更显著，严重时可发生水疱，疱破后形成糜烂及溃疡，伴有肿胀感，暖热后瘙痒，可遗留色素沉着及萎缩性瘢痕，同一部位可反复发作。

治疗与护理

治疗

口服烟酸、硝苯吡啶等血管扩张剂。未破溃者可用维生素 E 软膏、貂油、蜂蜜和辣椒素制剂促进血液循环，有破溃者可外用抗生素软膏，同时配合氦－氖激光局部照射。局部注意保暖，保持干燥，坚持体育锻炼。

护理

（1）在冻伤的急性期，必须避免伤肢运动。急性炎症一旦消散，应尽早活动指（趾）关节，防止关节僵直，有助于肌张力恢复，保护肌腱和韧带的灵活性。

（2）坚持体育锻炼，常用冷水洗手、洗脸、洗脚，增强抗寒能力。

（3）冬季要注意对身体暴露部位的保暖，还可涂些油脂。

第三节 鸡眼与胼胝

鸡眼（clavus）与胼胝（callus）均是由局部皮肤长期受压或摩擦而引起的角质增生性损害。

 常见病因

两者均与长期机械刺激（如压迫和摩擦）引起的角质层过度增生有关。

 疾病表现

1. 鸡眼

好发于足跖前中部，小趾外侧或拇趾内侧缘，为豌豆大小倒圆锥状嵌入真皮的淡黄色角质栓，境界清楚，状如"鸡眼"，行走时可发生顶撞样痛。趾间的鸡眼因受汗液浸渍呈灰白色，又称软鸡眼。

2. 胼胝

好发于掌跖、易受压及摩擦部位，为局限性黄色较厚、坚硬的角质增生斑块，边界不清，中央厚，边缘较薄，表面光滑，皮纹清晰，多见于成人，常对称发生，自觉症状不显著，严重时可有压痛。

治疗与护理

治疗

鸡眼可外用各种腐蚀剂，如鸡眼膏、30%水杨酸火棉胶等，但需注意保护周围皮肤，疼痛显著者可考虑手术挖除。胼胝是一种保护性反应，一般不需治疗，若能除去病因，多能渐退而愈。有症状者可用热水浸泡，用刀削除或外用角质剥脱剂，如水杨酸软膏、尿素软膏、维 A 酸软膏等。

护理

（1）选择合适、宽松的鞋子，避免造成脚部畸形。

（2）当脚底有鸡眼和脚垫形成以后，可以穿特异性或非特异性矫形鞋垫，来改变足底受力，以达到减轻摩擦的作用。

（3）忌用不干净的刀剪，以防感染。勿自行将鸡眼或厚茧去除，糖尿病患者尤其忌自行处理厚茧或鸡眼，以避免恶化。

（4）经常泡脚：坚持养成每天晚上用热水泡脚的习惯，以软化鸡眼和脚垫。

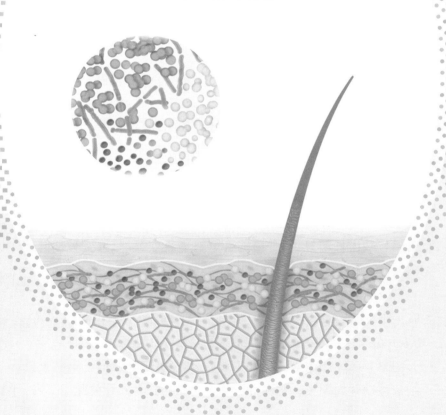

第七章

红斑及红斑鳞屑性皮肤病

第一节　多形红斑

多形红斑（erythema multiforme）是一种以多形性皮疹和虹膜样红斑为特征的急性自限性炎症性皮肤病，常有黏膜损害及全身症状。本病春秋季好发，女性多于男性，以 10~30 岁年龄组发病率最高，临床上可分为红斑 – 丘疹型、水疱 – 大疱型和重症型 3 型。

 常见病因

病因复杂，目前尚未完全明确。可能是对病毒、支原体、真菌、药物的一种过敏反应。临床上将病因不明的称为特发性多形红斑，病因明确的称为症状性多形红斑。

（1）感染：以单纯疱疹病毒及支原体感染为常见病因，也见于细菌（溶血性链球菌、变形杆菌属、沙门氏菌属、葡萄球菌属、结核杆菌等）、真菌（组织胞浆菌等）、原虫（疟原虫、阴道毛滴虫等）等引起的感染。

（2）药物（巴比妥类、苯妥英钠、别嘌呤醇、青霉素、磺胺、砷剂、溴剂、洋地黄类、金制剂、汞剂、水杨酸类等）、疫苗（卡介苗等）、血清（破伤风抗毒素等）等可引起多形红斑样药疹。

（3）系统性疾病：某些系统性疾病如红斑狼疮、皮肌炎、结节性动脉周围炎、恶性淋巴瘤、白血病、多发性骨髓瘤、内脏恶性肿瘤等。

（4）其他因素：如寒冷、日光、妊娠、月经来潮，也可引起本病。

 疾病表现

1. 红斑 - 丘疹型

此型最常见，以红斑和丘疹为主要皮疹，初为 0.5~1.0cm 圆形或椭圆形水肿性红斑，颜色鲜红，境界清楚，对称分布于手背、前臂、足背、踝部等处，皮疹逐渐向周围扩大，1~2 日后皮损呈拇指甲或硬币大小，中央颜色变暗或呈暗紫色，或出现紫癜、水疱，形如虹膜状或靶形，为本病的特征性损害。自觉瘙痒、烧灼或胀痛感，此型黏膜损害轻，常无全身症状，2~4 周可自愈，但常复发。

2. 水疱 - 大疱型

水疱 - 大疱型以水疱、大疱为主要皮疹，此型常有黏膜损害和显著的全身症状。口腔黏膜尤其颊黏膜和唇可发生充血、糜烂、丘疹、水疱。外阴、眼部黏膜也可受累，并伴有关节痛、发热、蛋白尿、血尿和血沉增快等全身症状。

3. 重症型

重症型又称 Steven-Johnson 综合征。起病急骤，可有发热、头痛、咽痛等前驱症状，中毒症状显著，可伴寒战、高热、气促、腹泻、甚至昏迷。皮肤损害为水肿性鲜红色或暗红色虹膜样红斑或瘀斑，其上很快出现水疱、大疱、血疱，尼氏征阳性。本型黏膜损害广泛而严重，口鼻黏膜糜烂，分泌物多，表面有灰白色假膜，疼痛明显。眼结膜充血明显，分泌物多，甚至发生角膜炎、角膜溃疡、全眼球炎及失明。外阴、肛门、呼吸道、消化道黏膜也可累及。患者可伴发支气管肺炎、消化道出血、关节炎、心肌炎、心包炎、肝肾损害而死亡。

治疗与护理

治疗

（1）查找病因，对因治疗：如控制感染，停用可疑致敏药物。轻症者口服抗组胺制剂如氯雷他定片，或加用静注10%葡萄糖酸钙、维生素C。

（2）水疱–大疱型及重症型多形红斑应早期足量使用糖皮质激素，并注意抗感染，纠正水、电解质紊乱，加强营养，及时处理内脏并发症。

（3）局部治疗原则为消炎、收敛、止痒、预防感染。

（4）红斑–丘疹型多形红斑可外用炉甘石洗剂或糖皮质激素霜剂，有水疱和渗出可用3%硼酸溶液湿敷。

（5）口腔黏膜糜烂可用生理盐水、3%双氧水溶液漱口，外涂1%丁卡因甲紫液。

（6）眼部损害用生理盐水冲洗后，外用糖皮质激素及抗生素眼药水，以防止结膜感染、粘连及角膜穿孔。

护理

（1）保持病损处皮肤清洁干净，避免抓伤。

（2）穿宽松棉质的衣服，做好防晒。

（3）避免辛辣饮食，如辣椒、洋葱。

第二节　新生儿毒性红斑

新生儿毒性红斑（erythema toxicum neonatorum）又称新生儿过敏性红斑，是一种常见的、发生于新生儿的良性红斑，占成熟分娩婴儿的 50%。

 常见病因

本病病因未明，可能为外界刺激引起的非特异性反应，或由于母体内某些抗原经胎盘或乳汁进入新生儿的体内引起过敏反应，或是肠道吸收物质的毒性作用，也可能与病毒感染有关。

 疾病表现

足月产儿多发，早产儿少见。多在出生后 2 周内发疹，最常见为出生后 3~4 天内发疹。皮疹好发于臀、背、肩等受压部位，也可发生在除掌跖外身体任何部位。皮疹表现为红斑、丘疹、风团、脓疱。红斑粟粒大或豆大，圆形或椭圆形，鲜红色，境界不清，部分可融合成大片。丘疹为水肿性，略带黄色，直径在 1~2mm。脓疱位于红斑中央，疱液无菌，但具有嗜酸性粒细胞。皮疹可在数小时后消退，而一批新的皮疹又出现，7~10 天后退尽自愈。患儿一般情况好，无全身症状。

治疗与护理

 治疗

　　本病有自限性，且无严重并发症，一般不需治疗，但对皮疹较重、分布广泛者，可外用炉甘石洗剂或扑粉，使皮疹较快消退，也有利于解除家长紧张心理状态。

 护理

　　（1）穿宽松棉质的衣服。

　　（2）注意清洁卫生，避免使用刺激性护肤品。

第三节　银屑病

银屑病（psoriasis）又名"牛皮癣"，是一种常见的慢性复发性炎症性皮肤病。病因未明，可能是遗传因素、感染因素、代谢障碍、精神因素等多种因素相互作用的多基因遗传病。发病年龄以青壮年居多，基本损害为红色丘疹或斑块上覆有多层银白色鳞屑，病程慢性。临床上分为寻常型、脓疱型、关节病型、红皮病型 4 种类型。

常见病因

（1）遗传。相当一部分患者有家族性发病史，有的家族有明显的遗传倾向。银屑病是遗传因素与环境因素等多种因素相互作用的多基因遗传病。

（2）感染。多种方面的研究均证实链球菌、金黄色葡萄球菌、HIV 病毒、真菌等感染与银屑病发病和病程迁延有关。

（3）免疫异常。大量研究证明银屑病是免疫介导的炎症性皮肤病，其发病与炎症细胞浸润和炎症因子有关。

（4）内分泌因素。部分女性患者妊娠后皮损减轻甚至消失，分娩后加重。

（5）其他。精神神经因素与银屑病的发病有一定关系，饮酒、吸烟、药物和精神紧张可能会诱发银屑病。

疾病表现

1. 寻常型银屑病（psoriasis vulgaris）

此型临床上最多见，身体各部位均可发生，但好发于头皮、四肢伸侧，尤其在肘膝伸侧及腰骶部。基本损害为红色斑丘疹，渐融合成斑片，表面有厚层银白色鳞屑，刮除成层鳞屑，犹如轻刮蜡滴，故称为蜡滴现象；刮去鳞屑可见半透明薄膜，称为薄膜现象；再轻刮去薄膜则出现小出血点，即 Auspitz 征。局限性皮疹限于手掌及足跖，对称分布。掌跖部可见红斑上成群的针头至粟粒大小脓疱，不易破裂。1~2 周后脓疱干涸、结痂及脱屑，鳞屑下反复出现成群的新疱，患者常伴甲状病变。

2. 脓疱型银屑病（pustular psoriasis）

临床上可分为泛发性（或全身性）及局限性两型。

泛发性脓疱型银屑病皮损初发为急性炎性红斑，表面有多数密集针头至粟粒大小黄白色无菌浅在性小脓疱。脓疱可扩大融合形成"脓糊"状。常累及广大皮面，甚至可扩延全身。以四肢屈侧及皱襞多见，常因接触、摩擦而出现糜烂湿润和结痂。指（趾）甲板浑浊肥厚，甲下可发生角化及鳞屑堆集。甲床也可出现小脓疱。可发生甲萎缩、甲碎裂。常伴有关节症状。数周后脓疱可自行干涸，症状好转，或转化为红皮症。局限性脓疱型银屑病多限于掌跖，常在大小鱼际或足跖部成批发生多数淡黄色针头至粟粒大小脓疱，基底潮红。经 1~2 周脓疱破裂、结痂、脱屑，在鳞屑下出现小脓疱，时轻时重。自觉痒或疼痛。

3. 关节病型银屑病（psoriasis arthropathica）

关节病型银屑病患者除有银屑病损害外，还发生类风湿关节炎症状，这种关节炎可同时发生于大小关节，但以手、腕、足等小关节多见，特别是指（趾）末端关节受累更为普遍。受累关节可红肿、疼痛、畸形、活动受限。血清类风湿因子阴性。

4. 红皮病型银屑病（erythrodermic psoriasis）

红皮病型银屑病常因治疗不当引起，如治疗银屑病在长期大量服用糖皮质激素后骤然停药、减药不当或外用刺激性较强的药物常可发生本病，也可见于脓疱型银屑病后期。临床表现为全身皮肤弥漫性潮红浸润，表面有大量麸皮样鳞屑，在弥漫、潮红、浸润、脱屑损害间可出现片状正常"皮岛"，常伴畏寒、发热、关节痛、头痛等全身不适症状。病程长，易复发。

 治疗与护理

 治疗

（1）局限性银屑病损害，以局部外用药为主，皮损广泛、严重时给予综合治疗。对处于进行期的寻常型银屑病、急性点滴状银屑病、红皮病型银屑病及脓疱型银屑病应外用温和药物，禁用刺激性强的外用药物。

（2）常用外用药：糖皮质激素如糠酸莫米松软膏、丙酸氯倍他索等；钙泊三醇、0.1%迪维霜、0.05%~0.1%他扎罗汀凝胶、5%~10%黑豆馏油、煤焦油软膏等，可予以保湿剂辅助治疗。

（3）常用内服药：维A酸类，依曲替酯及依曲替酸；免疫抑制剂，甲氨蝶呤、艾拉莫德、雷公藤总苷；糖皮质激素；免疫调节剂，如白芍总苷；中药制剂，如复方青黛丸、丹参；普鲁卡因大静封等。可根据不同症状选用不同的药物治疗。

（4）环孢素 A、他克莫司、霉芬酸酯等免疫抑制剂目前应用于严重型银屑病有较好疗效。

（5）生物制剂：如司库奇尤单抗、阿达木单抗等疗效显著，已被广泛应用。

（6）干细胞：是未来发展的方向。对有条件的或者难治型患者，可以考虑应用脐带干细胞等细胞治疗，效果显著，无不良反应。

（7）物理疗法：如补骨脂素长波紫外线疗法（PUVA）、中波紫外线疗法（UVB）等。

护理

（1）银屑病多发生于秋冬季，容易干燥脱屑，应使用润肤剂如维生素 E 乳、硅霜、橄榄油、凡士林乳膏等，保持皮肤湿润，减轻瘙痒的症状。

（2）避免用力搔抓及使用物理或化学刺激，以免引起皮肤破溃而继发感染。

（3）每周洗澡 1 次，使用温和的清洁剂清洗皮肤。

（4）应穿纯棉或柔软的内衣，避免衣物过硬，以免摩擦损伤皮肤。

（5）对于头皮型银屑病，应勤洗头，同时避免过度搔抓导致皮肤感染。

（6）对于掌跖脓疱型银屑病，应穿宽松透气的鞋子，保持创面清洁干燥，避免感染。

（7）忌食辛辣刺激性食物，戒烟限酒。

第四节　玫瑰糠疹

玫瑰糠疹（pityriasis rosea）是一种常见的具有特征性皮损的炎症性皮肤病。本病有自限性，不易复发。

 常见病因

病因尚不明确。多在春秋季节发病，病程有自限性，较少复发，目前认为与人类疱疹病毒感染有关。

 临床表现

本病多见于中青年，无明显性别差异，春秋季节多见，起病时常在躯干或四肢近端出现一个直径 2~3cm 的圆形或椭圆形橙红色斑，上覆细小鳞屑，几日后此斑渐增大，可达 2~5cm，称为母斑。1~2 周后，渐在四肢近端及躯干出现多数斑疹，较母斑小，对称分布，边缘略高出皮面，呈淡红色，圆形或椭圆形，表面有少许细碎糠状鳞屑。皮损边缘鳞屑更清楚，呈领圈状，称为子斑或继发斑，其长轴与皮纹走向一致，散发或密集，很少融合，此时母斑已变暗淡或趋于消退。面及手足部发疹少见。不典型者可出现水疱、风团及紫癜，也可累及口腔黏膜。自觉症状多有轻度瘙痒，大多无全身症状。本病有自限性，经 4~8 周痊愈。

治疗与护理

治疗

本病有自限性，治疗目的是减轻症状，缩短病程：

（1）内服抗组胺药物：重症者可短期应用糖皮质激素。

（2）外用止痒药物：炉甘石薄荷脑洗剂、糖皮质激素霜剂等。

（3）物理治疗：紫外线照射，尤其在进行期效果更佳。

（4）其他：中医中药治疗。

护理

（1）忌食辛辣刺激食物，忌饮酒。避免剧烈搔抓，禁止热水洗烫。

（2）沐浴后可适当使用润肤剂等保持皮肤湿润。

（3）选择纯棉且宽松的衣物，避免化纤材质或过紧衣服刺激皮肤。

（4）保持皮肤干爽，尽量避免汗渍等刺激皮肤。

第五节 白色糠疹

白色糠疹（pityriasis alba），又名单纯糠疹（pityriasis simplex），是好发于儿童及少年面部的一种常见皮肤病。

 常见病因

本病病因不明，营养不良、维生素缺乏、强烈日光照射、皮肤干燥、碱性肥皂清洗及感染等可能是诱发因素，也有人认为本病的发生与特异性体质有关。

 疾病表现

本病好发于儿童及少年，无性别差异。春季多见，也可见于夏初及冬季。皮疹主要分布在面部，尤以面颊部、额部多见，偶见于颈部、四肢及躯干。皮损表现为圆形或椭圆形的斑疹，早期为淡红色，以后转变为苍白色色素减退斑，皮损数目多少不一，大小不等，境界清楚，表面附有少量细碎灰白色糠皮状鳞屑，有黏着性。一般无自觉症状，偶有轻度瘙痒，无全身症状。本病病程较长，预后好，数月至一年余可自行消退。

治疗与护理

治疗

　　勿使用碱性过强的肥皂清洗面部，如果有寄生虫感染，应做驱虫治疗。局部可外用润肤剂和5%硫磺霜，早期红斑时可外用弱效皮质类固醇霜剂，内服B族维生素也有帮助。

护理

　　（1）注意体内微量元素的摄补，提倡使用铜质餐具。

　　（2）多食新鲜、清淡的蔬菜，多食猪肝、瘦肉、牛肉，多食黑色食物如黑芝麻、黑豆等。

　　（3）做好防晒工作很重要，平时注意保湿，习惯洗脸后使用面霜。

第六节　扁平苔藓

扁平苔藓（lichen planus）是一种原因复杂的慢性或亚急性炎症性皮肤病。

 常见病因

病因尚未明确，可能与下列因素有关：

（1）免疫。本病可能是一种自身免疫性疾病，如本病皮损在真皮表皮交界处有免疫球蛋白、补体及纤维蛋白沉积。皮损的表皮细胞中可找到扁平苔藓特异性抗原（LPSA），血清中存在特异性抗体。

（2）遗传。扁平苔藓有家族遗传的倾向，若父母患病，子女患该病的概率比普通人高。

（3）药物。某些药物如噻嗪类、吩噻嗪类、奎尼丁抗疟药、青霉胺、非甾体抗炎药、口腔矫形修复材料、对氨基水杨酸等均可诱发本病。

（4）其他。精神紧张、焦虑、病毒感染、吸烟、内分泌紊乱等也与本病有关。

疾病表现

发病年龄多在 30~60 岁，男女比例无明显差异。皮疹好发于四肢，尤多见于腕、前臂、股内侧、躯干、腰及臀部。基本损害为紫红色多角形扁平丘疹，粟粒或绿豆大或更大，境界清晰，表面有蜡样光泽。用液体石蜡涂拭丘疹表面后，用放大镜观察可见灰白色具有光泽的小点及浅细的网状条纹，称Wickham 纹，为本病特征性损害。丘疹可散在或密集分布，或融合成较大斑块。在急性期搔抓后可在抓破部位出现线状或串珠状排列的扁平苔藓损害。

黏膜受累常见，有时为本病唯一损害。多发生在口腔黏膜，最常见于颊黏膜后侧、舌腹侧、牙龈、腭部及咽喉部。损害为树枝状或网状白色细纹或白色斑点、丘疹、斑块，可伴发水疱、糜烂、溃疡，引起严重不适，约 1% 的口腔黏膜扁平苔藓可发生癌变。部分患者可发生甲的扁平苔藓损害，一般仅累及少数指（趾）甲。偶有全部受累者，常与皮肤和口腔损害同时出现，表现为甲凹凸不平或有纵嵴、沟纹，甲板变薄、分裂、严重时甲板脱落，还可出现不可恢复的特征性甲翼状胬肉样改变。临床上可见一些特殊类型的扁平苔藓：如急性泛发性扁平苔藓、慢性局限性扁平苔藓、肥厚性扁平苔藓、线状扁平苔藓、环状扁平苔藓、水疱大疱性扁平苔藓、萎缩性扁平苔藓、光线性扁平苔藓等。扁平苔藓自觉症状主要有瘙痒，瘙痒程度因人而异，损害出现糜烂、溃疡时可出现剧烈疼痛。本病病程慢性，持续数月至数年，2/3 的患者在一两年内可自行消退，皮疹消退后会遗留淡褐色色素沉着。

治疗与护理

治疗

（1）生活应规律，避免烟酒及刺激性食物，积极治疗慢性病灶，避免搔抓及热水、肥皂刺激，药物引起者禁用诱发本病的药物。

（2）常用外用药：强效糖皮质激素霜剂（如卤米松）、0.05%~0.1%维A酸制剂、5%~10%煤焦油制剂、5%水杨酸制剂。口腔损害可用双氧水漱口。

（3）常用内服药：糖皮质激素、维A酸类、依曲替酯及依曲替酸、抗组胺制剂及镇静剂等。免疫抑制剂，如艾拉莫德、沙利度胺等；免疫调节剂，如硫酸羟氯喹、白芍总苷；中药制剂等。不同患者可选用不同的药物治疗。

（4）物理疗法：光化学疗法（PUVA）、液氮冷冻、二氧化碳激光等。

护理

（1）保持口腔卫生，消除局部因素的刺激作用。

（2）建立健康的生活方式，积极预防和治疗系统性疾病。

（3）注意调整饮食结构及营养搭配，戒烟酒及辛辣食物。

（4）保持乐观开朗的精神状态，缓解焦虑情绪。

（5）定期进行口腔检查及保健。

第七节　线状苔藓

线状苔藓（lichen striatus）是一种好发于儿童的自限性皮肤病。

 常见病因

病因不明，可能与患处神经对外来刺激的反应性增强有关，外伤、局部受压、感染等也可能参与本病的发病。在兄弟姐妹中常有同时发生，且多见于春夏季，可能与病毒感染有关。

 疾病表现

本病好发于儿童，但也可以发生于婴儿和成人，女性较男性多见。损害常位于四肢或颈旁，呈单侧分布，偶见双侧者。本病起病突然，患儿常在一侧上肢或下肢突然发生针头或粟粒大小淡粉色或白色苔藓样丘疹，呈多角形或圆形，表面附有少量淡灰色鳞屑，小丘疹逐渐增多融合成线条状。线状排列的皮疹可仅有一条，也可有数条互相平行排列的线条状皮疹，线条在0.2~3cm宽，长短不一。本病多无自觉症状，偶有轻度瘙痒感。患儿一般情况好，无全身症状。病程慢性，持续一年左右自行消退，可不留痕迹或遗留暂时性色素减退斑。

治疗与护理

治疗

　　本病有自限性，且无明显自觉症状和全身症状，故无需特殊治疗。外用尿素霜、类固醇皮质霜剂、口服维生素 B_2 有一定疗效。

护理

　　（1）忌吃辛辣刺激食物，避免搔抓及接触刺激性物质。
　　（2）注意口腔卫生。

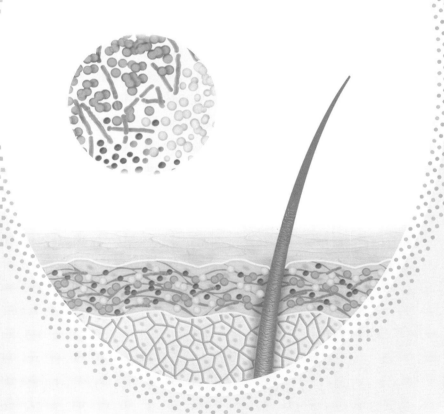

第八章

结缔组织病

第一节 红斑狼疮

红斑狼疮（lupus erythematosus，LE）是一种多见于 15~40 岁女性的自身免疫性疾病。红斑狼疮是一个病谱性疾病，可分为盘状红斑狼疮（discoid lupus erythematosus，DLE）、亚急性皮肤型红斑狼疮（subacute cutaneous lupus erythematosus，SCLE）、系统性红斑狼疮（systemic lupus erythematosus，SLE）。

 常见病因

病因尚未完全明确，目前认为与下列一些因素有关：

（1）遗传因素。SLE 患者的一级或二级亲属中 0.4% ~5% 可患本病或其他自身免疫性疾病，比一般人群高数百倍；同卵双生子患 SLE 的比率（24% ~69%）比异卵双生子（2% ~9%）明显增高。

（2）性激素。本病在育龄期女性发病率高。

（3）环境因素。紫外线可使表皮细胞的 DNA 抗原发生改变，激发机体产生抗 DNA 抗体，而诱发或加剧本病。此外寒冷、外伤、精神创伤等都可促进本病的发生发展。

 疾病表现

1. 盘状红斑狼疮（DLE）

皮损仅累及头面者为局限型 DLE，累及手、足、四肢及躯干时称播散型 DLE。皮损初发时为小丘疹，逐渐扩大为钱币大小暗红斑块，边界清楚，附有黏着性鳞屑，鳞屑下方有毛囊角栓，剥离鳞屑，可见扩张的毛囊口，日久后皮损中央萎缩，毛细血管扩张，常有充血和色素沉着。有时也可发生明显继发性色素脱失。皮损好发于面部，特别是两颊和鼻背，呈蝶形分布，其次发生在耳郭、颈外侧、头皮、口唇、手背、胸背及趾背，常两侧同时受累，但不对称。病程慢性，少数病例皮损可自行消退，一般愈后遗留色素减退的萎缩性瘢痕。严重的瘢痕可引起毁形，头皮则形成限局性永久性脱发区，日晒可使皮损加重或复发。有的慢性角化明显的损害晚期可继发鳞状细胞癌。

2.亚急性皮肤型红斑狼疮（SCLE）

该型占 LE 患者总数的 10%，多见于中青年，尤以女性多见。临床表现、实验室检查阳性发现、预后等均介于 DLE 与 SLE 之间。

（1）皮疹分布于面、耳、上胸、背、肩和手背等处，主要有丘疹鳞屑型和环形红斑型两种形态。丘疹鳞屑型初起为红色丘疹，逐渐扩大成大小不等形状不规则斑块，上附少量鳞屑，可呈银屑病样或糠疹样，没有毛囊性栓塞和黏着性鳞屑；环形红斑型初起为水肿性红斑或斑块，渐向周围扩大，皮损中央消退，外周为轻度浸润的水肿性红斑，表面平滑或覆有少许鳞屑，常呈环形或不规则形。愈后不留瘢痕，可有暂时性色素沉着，或持久性毛细血管扩张和色素脱失。

（2）系统症状患者常有不同程度的全身症状，如关节痛或关节炎、发热、乏力、肌痛等，光敏感也较常见，肾及中枢神

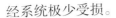
经系统极少受损。

3. 系统性红斑狼疮（SLE）

早期表现多种多样，可出现全身症状如长期低热、间断性不明原因的高热、倦怠乏力、关节酸痛及体重下降等。部分患者长期患慢性荨麻疹、过敏性紫癜、结节性红斑等皮肤病。

（1）约90%的患者有皮损，典型的皮损为：①面部蝶形红斑，即面部、两颊出现稍高出皮面的鲜红或紫红色水肿性红斑；②甲周红斑及指趾末端出现紫红色斑点、瘀点或点状出血，伴指尖的点状萎缩；③慢性盘状红斑狼疮皮损；④狼疮发，额部毛发枯萎，变细，易折断。亦可出现弥漫性脱毛及其他形式的脱发；⑤光敏感，日晒后皮损发红或出现新的皮疹。

（2）关节症状。约95%的患者可有关节疼痛、肿胀，常累及手指、足趾、膝及腕关节，有时出现类风湿性关节炎的表现，多有晨僵，但X线检查无关节破坏征象，也无关节挛缩及强直表现。

（3）肾脏损害。75%的患者有肾脏损害即狼疮性肾炎，它是SLE最常见和最严重的内脏损害，表现为肾炎和肾病综合征。肾功能早期一般正常，随着病情发展，后期可出现尿毒症。其病理分型包括轻微性或系膜性、局灶增殖性、弥漫增殖性及膜性狼疮性肾炎。

（4）心血管损害。70%的患者有心脏损害，其中以心包炎最多见，可有心包积液。心肌炎也常见，心电图出现相应改变如低电压、ST变化、T波倒置、PR间期延长。

（5）呼吸系统损害。可发生胸膜炎，或胸腔积液，也可发生间质性肺炎，出现咳嗽、多痰、呼吸困难、胸痛等症状。

（6）精神、神经症状。常在急性期或终末期出现，可表现为各种精神障碍，如躁动、幻觉、妄想及强迫观念等。也可出现各种神经系统症状，常见的有颅内压增高、脑膜炎、脑炎及癫痫样抽搐等。

（7）消化系统症状。可出现食欲不振、恶心、呕吐、腹痛、腹泻、呕血、便血等症状。

（8）血液系统损害。出现溶血性贫血、白细胞减少、血小板减少、血沉增快等。

红斑狼疮的实验室检查结果与其临床表现呈相对应的关系。血常规可见白细胞、中性粒细胞、淋巴细胞绝对计数减少，T/B淋巴细胞下降，红细胞、血小板减少，血沉增快，尿常规有蛋白尿、血尿、管型尿。抗核抗体 ANA 阳性，抗 ENA 抗体中可见抗 nRNP 抗体、Sm 抗体、抗 SS−A、抗 SS−B 抗体或抗 dsDNA抗体阳性。

治疗与护理

治疗

（1）一般治疗，避免日晒，外出时用遮光剂、撑伞，穿长袖上衣和长裤。避免受凉、过劳、精神创伤。病情较重者，应卧床休息。女性患者疾病活动期应避免妊娠。

（2）DLE 及 SCLE 可视发病部位局部外用皮质激素药膏。局限性皮损可用曲安奈德局部封闭，口服羟氯喹每日 0.2~0.4g，服用时间较长者需注意眼部的不良反应。沙利度胺 200mg/d，起效后减为 100mg/d 维持。

糖皮质激素目前仍为 SLE 的首选药，一般采用泼尼松 1mg/（kg·d），待病情稳定后逐渐减量，最后以泼尼松 10mg/d 长期维持。对于有神经精神性狼疮、弥漫增殖性狼疮性肾炎、重症溶血性贫血以及血小板减少等病情特别严重者，可用大剂量糖皮质激素冲击，如甲泼尼龙 1g/d 静脉滴注，连用 3 日后改为常规剂量维持治疗。糖皮质激素治疗中要注意早期、足量和持续用药。

免疫抑制剂适用于重症患者或不宜用大剂量糖皮质激素的 SLE 患者，可选环磷酰胺、硫唑嘌呤或环孢素口服。

重症患者还可根据情况选用静脉注射丙种球蛋白、血浆置换等。部分轻症 SLE 患者、病情已完全控制的患者在糖皮质激素减至小量后，可选雷公藤总苷口服，关节症状明显者可加非甾体抗炎药如吲哚美辛、阿司匹林及布洛芬等。

转移因子、胸腺肽等免疫调节剂可能有一定帮助。

中医可辨证施治，使用的成药有六味地黄丸、知柏地黄丸、大补阴丸、二至丸和济生肾气丸等。

护理

（1）密切观察病情变化：

① 生命体征及尿常规的变化。

② 有无呼吸困难及心肌损害的表现。

③ 四肢关节有无肿胀疼痛表现。

④ 应用皮质激素的不良反应。

（2）避免阳光照射，外出应穿长袖衣裤。

（3）避免劳累。

（4）不宜食用的食物：

① 羊肉、狗肉、马肉、驴肉、鹿肉等。

② 菠菜能加重狼疮性肾炎的蛋白尿和管型，并易引起尿结石。

③ 香菇、芹菜、草头（南苜蓿、紫云英）能增加光敏感。

④ 不宜饮酒及药酒、补酒，不宜吸烟。

⑤ 海虾、海蟹等容易引起过敏的食物。

第二节　皮肌炎

皮肌炎（dermatomyositis）是一种主要累及皮肤和肌肉的炎症性结缔组织病。各年龄组均可发病，但多见于 40~60 岁，男女患病率之比约为 1：2。根据临床特点可分为 6 型：①皮肌炎；②多发性肌炎；③伴发恶性肿瘤的皮肌炎；④儿童皮肌炎；⑤与其他结缔组织病重叠的皮肌炎；⑥无肌病性皮肌炎。

 常见病因

病因尚不十分清楚，可能与以下因素有关：

（1）遗传。HLA-DR3、HLA-DR52 等阳性者皮肌炎发病率较高。

（2）感染。有学者发现肌细胞培养中的柯萨奇病毒可引起肌炎，而儿童皮肌炎患者中抗柯萨奇病毒抗体滴度较高。多发性肌炎患者中常检出鼠弓形虫 IgM 抗体，抗鼠弓形虫治疗有效。部分成人患者可能与 EB 病毒感染有关。

（3）肿瘤。约 20% 的皮肌炎患者合并肿瘤，常见的有肺癌、乳腺癌、胃癌、女性生殖道癌、鼻咽癌等。

（4）免疫异常。在皮肤和肌肉损害中，血管周围可见较多 B 细胞和部分 CD4+T 淋巴细胞浸润，毛细血管及小动脉有免疫球蛋白及补体沉积，特别是儿童皮肌炎。患者血清中存在某些器官特异性自身抗体，如抗 Jo-1（组氨酰 tRNA 合成酶）、PL-7（苏氨酰 tRNA 合成酶）、PL-12（丙氨酰 tRNA 合成酶）、抗 Mas（tRNA）、抗 Fer（延伸因子 -1a）等抗体。

 疾病表现

皮肌炎的临床表现分为皮损、肌炎及全身症状三部分。

1. 皮损

双上眼睑特殊水肿性淡紫红色斑片系皮肌炎的特征性皮损，皮损可扩展至额、颧、颊、耳前后、颈及上胸。指关节、掌指关节伸侧对称性散在扁平的紫红色、糠状鳞屑性丘疹称 Gottron 丘疹，也为皮肌炎特征性皮损，约见于 1/3 的患者。甲周常有毛细血管扩张和瘀点。有时可出现弥漫性红斑、皮肤异色、头皮红斑伴弥漫性脱发等，30% 的患者有雷诺现象。

2. 肌炎

任何部位的横纹肌均可受累，多为对称性，四肢近端肌肉先受累，以后再累及其他肌肉。最常侵犯的肌群为四肢近端肌群、肩胛带肌、颈部肌群及咽喉部肌群，出现相应症状如举手、抬头、下蹲、吞咽困难及声音嘶哑等。咽部肌群受累可发生气管异物而致命。呼吸肌和心肌受累时，可出现呼吸困难、心率加快、心律不齐，甚至心衰等。急性期由于肌肉炎症、变性而引起肌无力、肿胀，受累肌肉有自发痛和压痛。

3. 其他

其他可有不规则发热、消瘦、贫血、间质性肺炎、脾肿大、关节炎等，关节肿胀可类似风湿性关节炎。肾脏损害少见。

4. 并发恶性肿瘤

有 5% ~30% 的患者可并发各种恶性肿瘤。

 治疗与护理

 治疗

（1）一般治疗。急性期应卧床休息，注意营养，给予高蛋白、高维生素、高热量饮食，避免日晒，注意保暖。积极发现和治疗潜在的疾病特别是恶性肿瘤。

（2）糖皮质激素。根据病情选择剂量，急性期初始量一般为泼尼松 60~80mg/d，顿服或分次口服，病情控制后逐渐减量，一般以 10~15mg/d 维持数月或数年。

（3）免疫抑制剂。可与激素联合使用或单独使用免疫抑制剂，如甲氨蝶呤、环磷酰胺及硫唑嘌呤。雷公藤总苷等也有一定的疗效。

（4）血浆置换。对重症皮肌炎具有很好的疗效。

（5）其他。蛋白同化剂如苯丙酸诺龙肌注对肌力的恢复有一定作用。小儿皮肌炎及疑与感染相关者，宜配合抗感染治疗。转移因子、胸腺肽等可调节机体免疫功能，增强抵抗力。

（6）皮疹治疗。外出时可用遮光剂和非特异性润肤剂及弱效的糖皮质激素制剂等。

护理

（1）生活要规律，保持心情稳定。

（2）适当运动以防止跌倒，外出时尽量避免日晒，可以戴帽子、戴手套或使用防晒霜。

（3）注意保暖，防止感冒。

（4）保持乐观的心态；睡眠充足，避免过度疲劳。

第三节　硬皮病

硬皮病（scleroderma）是一种以皮肤及内脏组织胶原纤维进行性硬化为特征的结缔组织病，可分为局限性和系统性两型。前者局限于皮肤，后者常可侵及肺、心、肾、胃肠等器官，病程呈慢性经过。女性多见，男女比约为 1：3。

 常见病因

病因尚不清楚。局限性硬皮病可能与遗传、外伤或感染有关。系统性硬皮病可能与自身免疫和血管病变有关，患者血中可检测到多种自身抗体如抗核抗体、抗 Scl-70 抗体、抗着丝点抗体等；皮肤及内脏中成纤维细胞产生过量胶原。患者血管内皮细胞增生，管腔狭窄，管壁有玻璃样变及类纤维蛋白样变性等。

 疾病表现

硬皮病分局限性和系统性两型。

（一）局限性硬皮病

局限性硬皮病常简称为硬斑病，可分为斑块状硬斑病、线状硬斑病及泛发性硬斑病。硬斑病一般无自觉症状，偶有轻度瘙痒、痛感或知觉减退。

1. 斑块状硬斑病

皮损特点为圆形、椭圆形或不规则形淡红色水肿性斑片，稍高出皮面，经久不退，钱币大小或更大，逐渐扩大并硬化，数月后红色变淡，周围可有紫红色晕，中央略凹陷而呈象牙色泽，表面干燥、无汗，毳毛逐渐消失，触之皮革样硬度。病变可持续数年至数十年，数年后硬度减轻，局部变薄、萎缩，留有轻度色素沉着。皮损多发时称为泛发性硬斑病。

2. 线状硬斑病

多见于儿童和青少年，常沿单侧肢体呈线状或带状分布。初发时常为一带状红斑，发展迅速，早期即可发生硬化，可累及皮肤、皮下组织、肌肉和筋膜，最终硬化固定于下方的组织而致严重畸形，运动受限或引起肢体挛缩及骨发育障碍。在额部和头皮，皮损通常呈刀劈状，称刀砍状硬斑病。

（二）系统性硬皮病

系统性硬皮病又称系统性硬化症，为侵犯皮肤和内脏多系统的硬皮病。临床上分为肢端型和弥漫型，病程慢性。

（1）前驱症状可有雷诺现象、关节痛、神经痛、不规则发热及体重减轻等。

（2）皮肤症状分为3期，即水肿期、硬化期和萎缩期。初期多见于双手，以后逐渐扩至前臂、面部及躯干；颜面有水肿发紧感。随后进入硬化期，表现为皮肤变硬、变紧，不易捏起，表面有蜡样光泽，手指形如腊肠或呈爪形，两侧对称。肢端型常自手指开始，逐渐累及前臂、上臂、腹部及颜面等处。

典型面部表现为表情丧失、皱纹消失呈假面具样，鼻尖似鹰嘴状，口唇变薄，口周皮肤皱褶呈放射状沟纹，张口受限。

晚期皮肤硬化减轻，但皮肤、皮下组织及肌肉明显萎缩，犹如一层皮肤紧贴于骨面，色素弥漫增加，间有色素脱失斑，毛细血管扩张。

（3）血管损害：表现为血管特别是动脉内膜增生、管腔狭窄，对寒冷及情绪刺激的舒缩反应异常。双手常出现阵发性苍白、发冷、麻木，后变青紫，再转为潮红，称雷诺现象，具有特征性。

（4）骨、关节和肌肉损害：主要为指、腕、膝和踝关节发生对称性疼痛、肿胀和僵硬，近端肌肉无力和肌痛。晚期可出现肌肉萎缩、骨质吸收等。

（5）内脏损害：半数以上患者食管受累，发生吞咽困难，胃肠蠕动减弱。约2/3的患者肺部受累，出现肺纤维化和间质性肺炎等多种改变。肺部病变是系统性硬皮病的主要死因。心脏、肾脏、内分泌、神经系统均可受累。

有些患者的皮肤出现钙质沉着、雷诺现象、食管受累、肢端硬化和毛细血管扩张五种症状，称为 CREST 综合征。属系统性硬皮病的一种亚型，预后较好。

弥漫型硬皮病一开始即为全身弥漫性硬化，无雷诺现象及肢端硬化，病情发展迅速，经 2 年左右全身皮肤和内脏广泛硬化，预后差。

 ## 治疗与护理

 治疗

局限性硬皮病小片损害可选用普鲁卡因加糖皮质激素混悬

液如曲安奈德、泼尼松龙局部皮损内注射，也可外用中、强效糖皮质激素制剂。口服大剂量维生素 E 有一定的疗效。

系统性硬皮病可用中小剂量的糖皮质激素，如泼尼松 20~40mg/d，连服数周，逐渐减量，能改善关节症状、皮肤水肿、硬化及全身一般状况。D– 青霉胺能抑制新生胶原的合成、抑制抗体的产生，0.25~0.5g，每日 3 次，口服。秋水仙碱 0.5~1.5mg/d，口服，2~3 个月，对肢端动脉痉挛和皮肤硬化有一定的疗效。雷诺现象明显者，可选低分子葡聚糖 500ml/d，静滴，10 次为 1 疗程；妥拉苏林 25mg/d 口服；血管舒缓素 10U/d 口服。

手指溃疡者需局部清创，油纱布包扎，用抗生素、止痛剂等，伴疼痛的钙化结节可外科切除。

中药主要用活血化瘀药，常选复方丹参、银杏叶提取物。

护理

（1）宜早期治疗，予高蛋白、高维生素饮食，有雷诺现象者应特别注意手部保暖。

（2）保持愉快的心情，避免劳累。

第四节　贝赫切特综合征（白塞病）

白塞病（Behcet disease）又名口、眼、生殖器三联征，是一种系统性全身性免疫疾病，属于血管炎的一种。其可侵害人体多个器官，包括口腔、皮肤、关节肌肉、眼睛、血管、心脏、肺和神经系统等，以反复口腔和会阴部溃疡、皮疹、下肢结节红斑、小肠或结肠溃疡及关节肿痛等为主要表现。

 常见病因

目前该病的确切病因尚不明确，但有关研究表明，免疫、遗传等因素，纤溶系统、微循环系统障碍，病毒、细菌、梅毒螺旋体等感染，以及微量元素缺乏等可能与本病有关。

 疾病表现

本病可多器官、多系统受累，但较少同时出现多种临床表现。有时患者需经历数年甚至更长时间才相继出现各种临床症状和体征。

（1）口腔溃疡：溃疡多边缘清楚、疼痛，位于唇、齿龈、舌或颊黏膜上。溃疡呈圆形或卵圆形，表面有白色或黄色伪膜。常为多发，一般1~2周后愈合，但反复发作。有些患者溃疡持久不愈，影响食欲，几乎所有患者都出现口腔溃疡。

（2）阴部溃疡：多发生于男性阴囊、龟头，女性阴唇、阴道壁甚至子宫颈、尿道。溃疡形态与口腔溃疡相似，但反复性不似口腔溃疡强。愈合后可见瘢痕。

（3）眼部病变：早期表现为结膜炎、虹膜睫状体炎，后期可有前房积脓、眼葡萄膜炎，结膜、角膜和视网膜出血，出现眼睛红肿、疼痛、畏光或视力下降、视物不清，可以一只或两只眼睛受累。

（4）皮肤症状：表现为面部、胸背部或其他部位"痤疮"或"毛囊炎"样皮疹，可自行好转，但易反复发作。有的患者会出现下肢发绀、肿胀和疼痛，还有的患者下肢会出现反复发作的红斑，大小不一，可以从黄豆到铜钱大小，按压时疼痛，这种现象称为"结节性红斑"。少数患者在输液或抽血后24~72小时，针眼局部会出现红肿或水疱或脓疱，周围红晕，这种现象被称为"针刺反应"阳性。

（5）关节病变：50%~60%的患者会出现关节疼痛或肿胀，可以单个或多个关节，下肢关节多见，可以伴胳膊和腿疼，严重者出现关节积液、滑膜炎。

此外，还可以出现其他脏器的受累，包括消化道、周围神经与中枢神经、心、肾、肺、骨髓等。

 ## 治疗与护理

 治疗

本病目前尚无有效根治办法。多种药物均有效，但停药后大多易复发。治疗的目的在于控制现有症状，防止重要脏器损害，减缓疾病进展。建议易感患者尽量避免感染、精神紧张和劳累。

急性活动期，应卧床休息。发作间歇期应注意预防复发。如控制口、咽部感染，避免进食刺激性食物，并发感染者给予抗生素治疗。

多数患者需要长期服药，主要是免疫调节药或免疫抑制药，包括外用药物、口服糖皮质激素、甲氨蝶呤、秋水仙碱、沙利度胺、硫唑嘌呤、环磷酰胺、环孢素、吗替麦考酚酯等。

护理

（1）休息与活动：急性活动期，应卧床休息，将患肢垫高，采取舒适体位，以减轻疼痛；病情稳定，疼痛减轻后可适当增加活动。

（2）饮食：饮食以清淡为宜，给予高热量、高蛋白、高维生素易消化的饮食，忌食辛辣刺激性的食物，戒烟酒。口腔溃疡严重时应以流食为宜。

（3）药物治疗的护理：遵医嘱用药，用药期间严密观察药物的疗效及不良反应。

（4）病情观察：白塞病可累及全身多系统，故常出现多种临床表现。观察有无神经白塞病，观察有无消化道溃疡、腹膜炎，有无腹痛、黑便等症状。

（5）皮肤黏膜护理：保持皮肤清洁，局部皮肤可外敷药物，皮肤破溃时，按外科换药处理。口腔溃疡者，指导患者每日饭后常规漱口，忌食刺激性食物，每日食用半流质，外生殖器溃疡者采用高锰酸钾溶液坐浴。

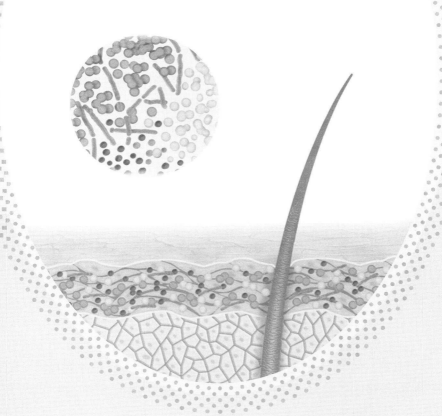

第九章

大疱性皮肤病

第一节　天疱疮

天疱疮（pemphigus）是一组慢性、复发性自身免疫性表皮内大疱病。共同特征为在正常皮肤黏膜上出现薄壁松弛的水疱、大疱，组织病理为棘层松解所致的表皮内水疱。免疫病理显示角质形成细胞间 IgG、IgA、IgM 或 C3 沉积。血清中存在针对桥粒的天疱疮抗体。临床常见类型有寻常型天疱疮、增殖型天疱疮、落叶型天疱疮、红斑型天疱疮和特殊类型天疱疮。

 常见病因

天疱疮是表皮细胞间抗体介导的自身免疫性大疱性皮肤病，各型天疱疮患者血循环中均存在抗角质形成细胞间物质抗体（也称天疱疮抗体），而且抗体滴度与病情的活动程度平行。天疱疮抗体与角质形成细胞结合后，使细胞释放纤维蛋白酶原激活物，引起纤维蛋白酶系统活化，从而导致细胞间黏合物质降解，引起表皮棘层细胞松解。

 疾病表现

1. 寻常型天疱疮（pemphigus vulgaris）

寻常型天疱疮最常见，好发于 30~50 岁人群，在外观正常皮肤发生水疱或大疱，疱壁薄，易破。摩擦外观正常皮肤也可出现水疱、糜烂，或加压于水疱使其向外扩展移动，称尼氏征阳性，是本病的特征。皮疹好发于摩擦、受压部位，半数患者水疱初发于口腔黏膜，4~6 个月后才发生皮肤损害。

2. 增殖型天疱疮（pemphigus vegetans）

增殖型天疱疮是寻常型天疱疮的良性型，在患者抵抗力较强时发生，发病缓慢。最初口腔损害，随后腋窝、乳房下、腹股沟、外阴、肛门周围、鼻唇沟及四肢等部位出现皮肤损害。损害最初为红斑基础上松弛性水疱，尼氏征阳性。破溃后在糜烂面上渐渐出现疣状的肉芽增殖，边缘常有新生水疱，使损害面积逐渐扩大，皱褶部位温暖、潮湿，易继发细菌及念珠菌感染，常有臭味。

3. 落叶型天疱疮（pemphigus foliaceus）

落叶型天疱疮皮损好发于头面、躯干，水疱位置较寻常型天疱疮浅，因此有时不发生水疱，而表现为皮肤潮红、肿胀及叶状痂皮，尼氏征阳性。口腔黏膜损害少且较轻。此型易被皮质类固醇控制，预后较好。

4. 红斑型天疱疮（pemphigus erythematosus）

红斑型天疱疮是落叶型天疱疮的良性型。临床上具有落叶型天疱疮和红斑狼疮两者的特点。面部损害类似红斑狼疮的蝶形红斑，水疱常不明显，上覆脂溢性鳞屑和黄痂。胸背部红斑上可出现散在大小不等的浅表性水疱，壁薄易破，尼氏征阳性。一般无黏膜损害。

5. 特殊类型天疱疮

临床上还可见到由 D- 青霉胺、苯巴比妥、炎痛喜康等药物诱发的天疱疮，还有合并肿瘤的副肿瘤性天疱疮及疱疹样天疱疮等特殊类型天疱疮。

 治疗与护理

治疗

（1）一般治疗。给予高蛋白、高热量、低盐饮食，注意补充维生素。注意纠正水、电解质紊乱。注意防止继发感染。

（2）全身治疗。糖皮质激素是治疗本病的首选药物，开始应足量控制病情，待稳定后正确减量，然后用最小维持量，多数患者需用维持量数年，少数患者糖皮质激素可以完全撤掉。免疫抑制剂常与糖皮质激素联用，可以降低糖皮质激素用量，常用环磷酰胺、硫唑嘌呤等。对顽固性患者可考虑采用大剂量丙种球蛋白冲击。轻症患者可用氨苯砜治疗。

（3）局部治疗。给予积极有效的护理，对损害广泛者应采用暴露疗法。合并感染者选用有效的抗生素软膏，无明显感染者可外用糖皮质激素软膏。口腔黏膜糜烂者，可用2%硼酸溶液漱口。

护理

（1）注意房间的温度、清洁度，并且保持通风、干燥。

（2）注意营养均衡，可以食用富含高蛋白、高维生素、易消化的食物，禁忌刺激性、辛辣等食物。

（3）患者口腔或者舌尖有水疱时，可以尝试食用半流质高蛋白、富含维生素的食物。

第二节　大疱性类天疱疮

大疱性类天疱疮（bullous pemphigoid，BP）是一种发生于老年人的获得性自身免疫性表皮下大疱病。主要特征是厚壁、紧张不易破的大疱，组织病理为表皮下大疱不伴棘刺松解，免疫病理示基底膜带 IgG 和（或）C3 沉积，血清中有抗基底膜带抗体。

常见病因

大疱性类天疱疮也是一种自身免疫性疾病，大多数患者血清中存在有抗基底膜带的自身抗体，免疫电镜显示这种抗体结合于基底膜带的透明板。研究发现 BP 循环抗体的靶抗原是位于半桥粒上的 BP230 和 BP180。BP230 又称大疱性类天疱疮抗原 1（BPAG1），是胞浆内蛋白，为大疱性类天疱疮最主要的抗原，80%~90% 的大疱性类天疱疮患者血清能与其发生反应。BP180 又称大疱性类天疱疮抗原 2（BPAG2）或大疱性类天疱疮次要抗原，属于跨膜蛋白，将兔特异性抗鼠 BP180 胞外非胶原样特定区域（NCl6A）的抗体注射给 BALB/C 小鼠已成功地制造出类似于人大疱性类天疱疮水疱形成的动物模型。本病可能是由于基底膜带透明板部位的抗原抗体反应，在补体的参与下趋化白细胞并释放酶，导致表皮下水疱形成。

疾病表现

本病好发于 60 岁以上的中老年人，皮损好发于躯干、四肢伸侧、腋窝和腹股沟等处。主要表现为在外观正常的皮肤上或红斑的基础上发生水疱或大疱，疱壁紧张，呈半球状，水疱呈樱桃至核桃大，内含浆液，少数可呈血性，疱不易破，尼氏征阴性。黏膜损害少而轻微，可有不同程度的瘙痒或烧灼感，无明显全身症状。

 治疗与护理

治疗

（1）一般治疗。给予高蛋白、高热量、低盐饮食，注意补充维生素。注意纠正水、电解质紊乱。注意防止继发感染。

（2）全身治疗。糖皮质激素是治疗本病的首选药物，开始应足量控制病情，待稳定后正确减量，然后用最小维持量，维持量因病例而异，平均服药时间两年。免疫抑制剂单独应用有效，也可与糖皮质激素联合应用，常用环磷酰胺、硫唑嘌呤等。轻症患者可用氨苯砜、雷公藤总苷治疗。四环素或米诺环素单用或与大剂量烟酰胺联用有一定疗效。

（3）局部治疗。同天疱疮。局限性类天疱疮长期外用皮质类固醇制剂，多数患者可缓解。

护理

（1）给予患者心理支持，使患者树立战胜疾病的信心，积极配合治疗。

（2）采取保护性消毒隔离措施，降低患者感染风险。

（3）皮肤黏膜的护理，指导患者勿抓搔皮肤，保持患处皮肤清洁干燥。

（4）向患者及家属解释营养治疗的重要性，制定合理而详细的饮食计划，以牛奶、鸡蛋、瘦肉、蔬菜、水果等高蛋白或高维生素食品为主，根据患者口腔黏膜的愈合情况，从流质、半流质逐步向普食过渡。

第十章

血管性皮肤病

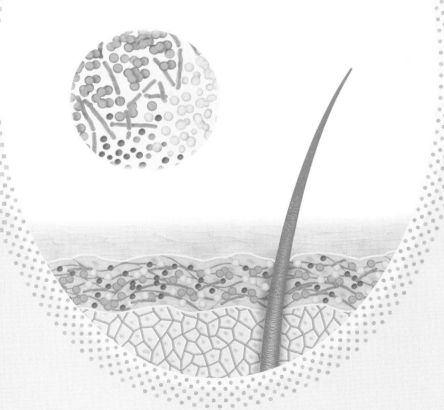

第一节　过敏性紫癜

过敏性紫癜（anaphylactoid purpura），是侵犯毛细血管和细小动脉的一种变应性血管炎，其特征为非血小板减少性紫癜，可伴有关节痛、腹痛和肾脏的改变，其发生和体内感染病灶、进食某种食物或药物等过敏有关。

 常见病因

致病因子复杂。细菌（如溶血性链球菌）、病毒（如流感病毒）、食物（鱼虾、鸡蛋等）和药物（水杨酸盐类、抗生素类、巴比妥类）等均可诱发此病，恶性肿瘤和自身免疫性疾病也可导致本病。由于抗原抗体反应，免疫复合物在血管壁沉积，激活补体，导致毛细血管和小血管壁及其周围产生炎症，使血管壁通透性增高，从而产生紫癜和各种局部及全身症状。

 疾病表现

本病多见于男性儿童。发病前常有上呼吸道感染、低热、全身不适等前驱症状，皮疹多发于双下肢、尤其好发于小腿伸侧，重者可波及上肢、躯干，呈对称性，损害为针尖大小、暗红色瘀点，散在或密集融合成大片瘀斑，略高出皮面，严重者可发生水疱或溃疡。临床可分为单纯型、关节型、腹型、肾型四型。①单纯型仅累及皮肤，紫癜皮疹往往较轻；②关节型可伴有明显关节痛、关节肿胀、关节积液多见于膝、踝关节；③腹型可伴有阵发性脐周和下腹部绞痛、恶心、呕吐、便血，甚者腹痛剧烈，可伴发肠套叠或肠穿孔；④肾型可伴发肾损害，常为局灶性肾炎，尿常规可出现蛋白尿、血尿、管型尿。实验室检查示血小板计数、出凝血时间、凝血因子等均在正常范围内。该病的病程在4~6周，但常复发，因此整个病程可达数月至一年。

治疗与护理

治疗

寻找并消除致病因素，治疗上呼吸道感染及其他感染病灶，避免服用可疑药物及食物。单纯性紫癜可服用降低血管通透性的药物，如维生素C、钙剂、复方芦丁及抗组胺药物，如西替利嗪、氯雷他定等，皮疹泛发者可使用皮质类固醇。关节型紫癜可试用非甾类抗炎药和免疫抑制剂艾拉莫德等。腹型、肾型紫癜，除上述治疗外，进行对症处理。对顽固的慢性肾炎者可加用免疫抑制剂和雷公藤总苷。

护理

（1）保持室内空气新鲜，保持适宜的相对湿度。

（2）室内不要放置有特殊气味的家具，如新使用的物件和装饰品等，避免放置油漆、颜料等。

（3）避免使用新的被褥，不要穿新的衣服。

（4）避免摄入可能致敏的食物。

（5）洗涤时尽量避免接触碱性洗涤剂。

（6）注意休息，避免过多的户外活动，适当口服益生菌，调节肠道菌群。

第二节　皮肤小血管炎

皮肤小血管炎（allergic cutaneous vasculitis）是一种主要累及真皮浅层小血管及毛细血管的过敏性、炎症性皮肤病。临床表现皮损多形性，以斑丘疹、丘疹、紫癜、结节、坏死、溃疡为特征，病理改变主要是小血管管壁有纤维蛋白样变性坏死，血管壁及其周围有中性粒细胞浸润及核碎裂。

 常见病因

病因不明，发病与Ⅲ型免疫反应关系密切。感染、药物、恶性肿瘤和自身免疫性疾病在体内都可产生免疫复合物而引起本病。如链球菌和流感病毒可作为抗原，在体内产生相应抗体，形成循环免疫复合物。由于下肢血流的液体静脉压高，易使血循环中的免疫复合物沉积于小血管壁和毛细血管壁而导致血管炎形成。

 疾病表现

本病好发于青年人，损害多分布于下肢、踝部，但也可发生于全身各部位，常呈对称性分布。初发损害为粟粒至绿豆大红色丘疹和紫癜，逐渐增大，为暗红色结节，也可发生水疱、血疱、结节坏死而形成溃疡，溃疡愈合后留有萎缩性瘢痕。常有多种损害同时存在，但以丘疹、紫癜、结节、坏死和溃疡为主要特征。自觉疼痛和烧灼感。常有轻度发热、头痛、乏力等全身症状。本病可分为皮肤型和系统型，前者仅表现为皮肤症状，后者常伴发内脏损害，如肾脏、胃肠道腹痛或便血及神经系统（头痛、感觉及运动障碍或复视）等。本病病程慢性，常反复发作。

治疗与护理

治疗

寻找病因，防治感染，去除慢性感染灶，停服可疑药物。轻症者可口服维生素 C、阿司匹林、吲哚美辛、氨苯砜、雷公藤总苷等。皮损广泛、症状严重者可口服糖皮质激素如泼尼松 20~40mg/d，能较好地控制症状，稳定病情，待病情稳定后可逐渐减至维持量。

护理

（1）一般治疗，注意休息，适当饮食。
（2）注意保暖，避免受凉，避免劳累。

第三节　结节性红斑

结节性红斑（erythema nodosum）是由真皮脉管和脂膜炎症所引起的结节性皮肤病。急性起病，基本损害为红色结节和斑块，好发于小腿伸侧，也可累及大腿、前臂，不发生溃疡，大多经3~6周消退，不留瘢痕和萎缩。

常见病因

病因尚不十分清楚。一般认为系细菌、病毒、真菌感染、结核或药物等所致的血管迟发性过敏反应。也可见于某些免疫异常性疾病，如脊柱关节炎、反应性关节炎、结缔组织病、溃疡性结肠炎及白塞病等。瘤型麻风反应的结节性红斑是一种免疫复合物性血管炎。因此，结节性红斑可视为一种症状或者综合征，或者是对各种诱发因素的一种独特型反应。

疾病表现

多发于青年或中年女性，女与男之比为 6.7 : 1，春秋季节好发。开始可有低热、乏力、肌痛和关节酸痛，但多轻微。数日后双胫前突然出现对称性、疼痛性结节，直径在 1cm 大小，结节略高出皮面，呈淡红色、鲜红色或紫红色，质地中等，不破溃，自觉疼痛或压痛，结节逐渐增多，可延及大腿及上臂。

一般经数周可自行消退，不留瘢痕，但易反复发作。部分患者结节持久不退，病程可持续数年，炎症及疼痛较轻，称为慢性结节性红斑或迁延性结节性红斑。

 ## 治疗与护理

 治疗

　　患者应适当卧床休息，抬高患肢。寻找病因，停用可疑药物，有感染者可配合使用无过敏作用的抗生素。疼痛明显者可服用非糖皮质激素类抗炎剂，如吲哚美辛、布洛芬、阿司匹林等。疼痛剧烈、结节多、红肿明显者可加用糖皮质激素如泼尼松 20~30mg/d，症状缓解后逐渐减量至停药。

护理

　　（1）急性期可卧床休息，抬高患肢，避免受寒及强劳动。
　　（2）保持乐观的心情。

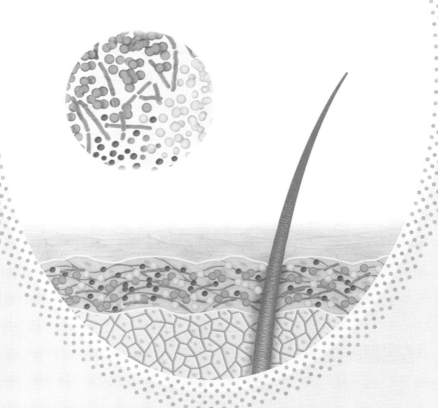

第十一章

皮肤肉芽肿

第一节　环状肉芽肿

环状肉芽肿（annulare granuloma）是一种原因不明的良性、慢性皮肤病。

 常见病因

多数学者认为环状肉芽肿是由多种原因所引起一种变态反应，如虫咬、外伤，有些病例可能与遗传因素和糖尿病有关，大约5%的病例暴露于阳光可发生皮损。

 疾病表现

初发皮肤损害典型者呈环状，由坚实小丘疹或小结节组成，呈肤色、淡黄或淡红色，直径0.5~5cm，边缘高出皮面，可出现一至数个，一般无自觉症状。好发于手背、上臂、足和小腿伸侧，除黏膜外，任何部分均可受累。病程慢性，多数在2年左右消退，不留痕迹、但常复发。

 治疗与护理

 治疗

本病因可自发性消退，所以不需治疗，除向患者解释疾病的良性性质外，发生在暴露部位者可在皮损内注射类固醇皮质激素或 X 线照射，损害数目多者，可使用羟基氯喹、水杨酸盐或皮质激素治疗。伴有糖尿病的患者，随着糖尿病的控制而好转。

护理

（1）饮食宜清淡，忌辛辣、刺激性食物，以免延缓疾病痊愈。

（2）避免一些可控因素，比如昆虫叮咬、外伤、日光暴晒。

第二节　蕈样肉芽肿

蕈样肉芽肿（granuloma fungoides）又称蕈样霉菌病，或称原发性皮肤 T 细胞淋巴瘤（cutaneous T cell lymphoma, CTCL），是由 T 细胞特别是 T 辅助细胞亚群在分化阶段中受阻，并发生恶性增殖所致。以中年发病多见，男性略多于女性。

常见病因

本病病因尚不明，可能与遗传、病毒感染、环境因素（各种化学制剂的污染与接触）、药物（如止痛药、安眠药、噻嗪类）、职业因素（如石油化工、纺织工业、金属与机器制造业等）等相关。

疾病表现

本病皮肤损害可分为 3 期，但每期皮损可部分重叠或同时出现 3 期皮损。

（1）红斑期。又称蕈样前期，皮损为多形性，可类似神经性皮炎、湿疹、脂溢性皮炎、银屑病、副银屑病、玫瑰糠疹或皮肤异色病等，但与上述疾病不同之处是皮损呈渐进性发展，其皮损形态常较怪异；偶可自行消退，多伴剧痒，且难控制或无自觉症状。本期持续时间长短不一，一般为 4~10 年，平均

6年。

（2）斑块期。又称浸润期，在正常皮肤上或由红斑期进展而来，发生不规则形、界限清楚，略高出皮面的棕黄、红或红褐色斑块，硬度不等，自行消退或融合成大的斑块，其边缘呈环状、弓形或匐行性，颜面皮损使之形成"狮面"。

（3）肿瘤期。在正常皮肤上或原有斑块上发生形态不一、大小不等、高出皮面的暗红色结节，肿块，表面分叶，坚硬或柔软，容易破溃形成深在性卵圆形溃疡，基底为坏死性淡灰色物质。边缘卷曲，躯干多见。若起病即为肿瘤，而无前两期，则称暴发型蕈样肉芽肿，预后差。

一些患者表现为全身弥漫性潮红，毛发稀疏，甲营养不良，掌跖角化，有时可见泛发性色素沉着，为红皮病性蕈样肉芽肿，约占10%，可出现在上述各期。本病除皮肤外，可累及淋巴结、脾、肝、骨髓、内脏、肾、舌或会厌、心脏、胰脏、甲状腺等多个内脏系统。病程为慢性、进展、加重、稳定与缓解交替出现，历时数年甚至20~30年不等，预后差，多数因恶病质、重要脏器损害或并发严重感染、化疗反应死亡。

本病临床可分为5期：Ⅰ期，红斑或斑片性损害；Ⅱ期，浸润性斑块或红皮病，或两者并发；Ⅲ期，肿瘤伴或不伴其他皮损；Ⅳ期，组织学上证实淋巴结受累；Ⅴ期，内脏受累。

 ## 治疗与护理

治疗 ✎

（1）早期治疗可选用免疫增强剂如干扰素、IL-2、胸腺因子 D、左旋咪唑、转移因子。中药雷公藤制剂也有一定疗效。局部外用氮芥、X 线或电子束照射和光化学疗法，红皮病型可用体外光化学治疗。

（2）晚期损害可选用环磷酰胺、长春新碱、苯丁酸氮芥、甲氨蝶呤等细胞毒剂进行单独或联合化疗。

护理

（1）患者可进行一般活动，但要注意合理休息，休息可使基础代谢率降低，减少氧的消耗。

（2）鼓励患者多饮水，多吃蔬菜、水果等富含维生素的食物。

（3）饮食要给予高热量、高蛋白、富有营养、易消化的食物，以补充由于机体代谢亢进所消耗的热量。

第十二章

色素障碍性皮肤病

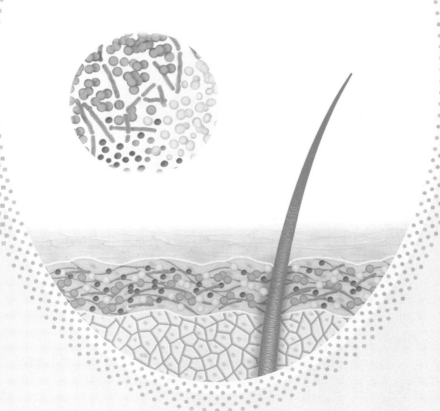

第一节　白癜风

白癜风（vitiligo）是一种常见的后天性色素脱失性皮肤病。病因不明，可能与遗传、自身免疫、黑素细胞自身破坏和神经化学因素等有关。我国人群患病率为 0.1%~2%。

 常见病因

（1）自身免疫学说：①组织学及免疫细胞化学示白癜风表皮黑素细胞消失，活动性白斑边缘的真皮内有淋巴细胞浸润；②患者血清中存在抗黑素细胞自身抗体，其滴度与病变程度成正比；③将活动性患者血中提取的 IgG 加入培养基中，能引起补体介导的黑素细胞破坏；④将正常人皮肤移植到裸鼠，注射白癜风患者血 IgG 可使移植的皮肤出现白斑。⑤白癜风患者可合并其他自身免疫性疾病，或在血清中测到抗甲状腺球蛋白、抗平滑肌抗胃壁细胞等器官特异性抗体。这些发现表明白癜风是与自身免疫密切相关的疾病。多数学者发现患者血中 Th 细胞减少，皮损部位表真皮处有单一核细胞浸润，CD3+、CD4+、CD8+ 细胞明显增加，提示皮损处 T 淋巴细胞在发病中可能起重要的作用。

（2）遗传学说：部分患者有家族聚集现象，目前认为属于多基因遗传病。

（3）神经学说：临床观察提示精神神经因素与白癜风的发生密切相关，2/3 的病例起病或皮损发展与精神创伤、过度劳累、过度焦虑等有关。黑素细胞起源于神经嵴，有些白癜风沿神经节段分布，皮损及其邻近正常皮肤处神经肽增多，提示某些神经介质损伤黑素细胞或抑制黑素形成。

（4）黑素细胞自毁学说：有学者认为由于表皮黑素细胞功能亢进，促使其耗损而早衰，也可能是由于黑素细胞合成黑素的中间产物（如多巴胺、5，6- 二羟吲哚等）过量或积聚造成黑素细胞本身损伤或破坏。实验证实儿茶酚等对黑素细胞有损伤作用，因此，由于职业等因素，接触或吸收上述这些化学物质可诱发白癜风。

其他还有角质形成细胞功能异常、酪氨酸与铜离子相对缺乏等学说。

 疾病表现

白癜风为后天发生，在任何年龄均可发病，但最多见于青年人，患者大多健康状况良好。皮损为局限性色素脱失斑，乳白色，指甲至钱币大小，圆形、椭圆形或不规则形，白斑边缘境界清楚，有色素沉着环。白斑处毛发也可变白。另有少数患者的皮损中，毛孔周围出现岛状色素区。皮疹可发于任何部位，但常见于颜面部、颈部、手背等暴露部位和外生殖器等皱折部位。在进展期，脱色斑向正常皮肤移行，发展较快，并且局部机械刺激可促使正常皮肤出现色素脱失斑，此现象称为"同形反应"。

临床上根据皮肤白斑范围和分布可分为节段型、非节段型、混合型及未定类型四型。①节段型：白斑为一片或数片，沿某一皮神经节段支配的皮肤区域走向分布，一般为单侧。②非节段型：包括散发性、泛发型、面肢端型、黏膜型。③混合型：节段型和非节段型并存。④未定类型：非节段型分布的单片皮损，面积小于体表面积的1%。本病病程慢性迁延，可持续终身，也有自行缓解的病例，无明显自觉症状。白癜风患者可合并甲状腺疾病、恶性贫血、糖尿病、斑秃等。

治疗与护理

 治疗

目前治疗白癜风尚没有满意的方法，一般病损面积小，发生在曝光部位，病期短者治疗效果较好。

（1）光疗法：NB-UVB每周治疗2~3次，根据不同部位选取不同的初始治疗剂量。治疗期间需进行眼的防护。

（2）糖皮质激素：外用0.1%倍他米松二甲基亚砜乙醇溶液、0.2%倍他米松霜等中强效皮质激素制剂可促使局部色素再生。对泛发性、进展期皮损可系统应用糖皮质激素，如泼尼松5mg/次，3次/日，持续数月，亦有一定效果，尤其对病程较短的白癜风效果显著。

（3）自体表皮移植将自体黑素细胞移植到脱色区，以达到色素恢复的目的，适用于病变范围较小、病情稳定者。

（4）氮芥酒精外用，左旋咪唑内服，中药白驳丸、白蚀丸等也有一定的治疗效果。

（5）Jak抑制剂，如托法替布片等，有较好的疗效。

护理

（1）增强体质、精神放松：长期焦虑、紧张、不愉快的心情等均可激发本病，所以患者要性情开朗、豁达乐观。

（2）环境：住处潮湿、淋雨、风寒、曝晒、摩擦等均可能诱发白癜风。

（3）防止感染：冻疮、烫伤等外伤均有可能导致白癜风。

第二节　黄褐斑

黄褐斑（chloasma）是一种多见于中青年女性面部的对称性色素沉着性皮肤病。妊娠、口服避孕药、日光照射、某些外用化妆品、内分泌、慢性消耗性疾病（如结核、肿瘤、慢性酒精中毒、慢性肝病）或长期用某些药物（如苯妥英钠）均可能促发黄褐斑。

 常见病因

多种原因，如日光、口服避孕药、化妆品、妊娠、内分泌、种族、遗传等可引起。日光是重要发病因素之一，280~400nm紫外线可增强黑素细胞活性，引起色素沉着，应用遮光剂可使病情减轻。内分泌是另一常见原因，妊娠3~5月时，雌激素可促使色素生成增加，面部出现黄褐色斑，亦称妊娠斑，分娩后该色素斑可逐渐消失。口服避孕药的妇女20%可发生黄褐斑。另外，患有肝功能异常，慢性肝病，慢性消耗性疾病如结核、肿瘤等也可出现黄褐斑。

 疾病表现

好发于中青年女性，但也可发生于男性。皮损为黄褐色或深褐色斑片，常对称分布于面颧部、颊部，呈蝴蝶形，也可累及前额、鼻、口周和颏部呈不规则形。无自觉症状和全身不适，紫外线照晒后颜色加深。

治疗与护理

 治疗

目前还没有满意的治疗方法，以减少黑素生成、抗炎、抑制血管增生、修复皮肤屏障、抗光老化为指导原则。避免诱发因素，注重防晒，配合使用修复皮肤屏障的功效性护肤品、

美白类护肤品，联合系统及外用药物、化学剥脱、激光和中医药治疗。

（1）系统药物，包括：① 氨甲环酸：口服用药，250~500 mg/次，每日 1~2 次，用药 1~2 个月起效，建议连用 3~6 个月；② 甘草酸苷：静脉滴注，40~80 mg/次，2 次/周；③ 维生素 C 和维生素 E：两者联合应用可增强疗效；④ 谷胱甘肽：可口服或静脉滴注，常与维生素 C 联用。

（2）外用药物，包括氢醌及其衍生物、维 A 酸类、壬二酸、氨甲环酸等。

（3）化学剥脱术：常见的化学剥脱剂包括果酸、水杨酸、复合酸等。

（4）光电治疗：主要包括 Q 开关激光、皮秒激光、非剥脱点阵激光、强脉冲光等。

（5）中药治疗：以滋补肝肾、调和气血、活血化瘀为主，方剂可选用六味地黄丸、逍遥丸、桃红四物汤加减、人参健脾丸等。

护理

（1）注意保持皮肤的卫生，避免造成感染。

（2）注意修复皮肤屏障，注意防晒。

（3）多吃富含维生素C的蔬菜和水果，有利于快速恢复，忌辛辣刺激食物。

第三节 雀 斑

雀斑（freckle）是一种常染色体显性遗传性色素沉着病，皮损表现为发生在日晒部位皮肤上的淡褐色色素斑点，夏重冬轻。

 常见病因

家族聚集现象严重的雀斑可能与常染色体显性遗传有关，致病基因定位于4q32-q34。

 疾病表现

本病多见于白人和皮色较白的女性，常自5岁开始面部出现淡褐色色素斑，随年龄增长而逐渐增多。至青春期达高峰，老年后又可减轻。损害为淡褐色或暗褐色针头至米粒大小斑疹，散在或聚集分布，不相融合。皮损多见于面部，特别是鼻梁部、额部、颊部等处，也见于颈部、手背、前臂伸侧及肩部。本病的发展与日光照射有关，日晒后颜色加深、数目增多，因此常于春夏季加重，秋冬季减轻。一般无自觉症状。持续的雀斑样损害可能是着色性干皮病的早期表现，但和雀斑不同的是其发病年龄早，肤色较黑，冬季不消退。

治疗与护理

治疗

（1）避免日晒，尤其在春夏季节，外出时需外搽遮光剂如5%二氧化钛霜。

（2）局部皮损可外用脱色剂如3%氢醌霜、3%过氧化氢溶液等。局部化学剥脱疗法如30%~35%三氯醋酸溶液或苯酚点涂或液氮冷冻。

（3）光电治疗：主要包括Q开关激光、皮秒激光、强脉冲光等。

护理

（1）注意防晒。

（2）平时多喝水，多吃蔬菜水果，补充充足的维生素。

（3）禁食辛辣、刺激性食物，忌烟酒。

第十三章

角化性皮肤病

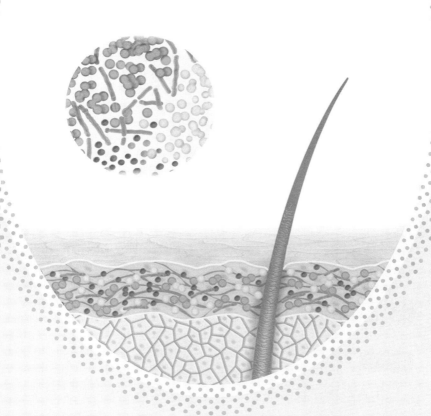

第一节 剥脱性角质松解症

剥脱性角质松解症（keratolysis exfoliativa）又叫板层状出汗不良，是一种掌跖部角质层浅表性剥脱性皮肤病。

 常见病因

病因不明，目前大多认为本病是一种遗传性缺陷，可能是常染色体隐性遗传，多汗症可能是一种诱因。

 疾病表现

本病主要累及掌跖部位，有时候也可发生在手足背或侧部。对称分布，皮疹初发时候为针尖大小的白斑点，是由表皮角质层和下方的分离造成，逐渐向周围扩大。疱液已经完全吸收的水疱，顶端容易自然破裂，薄纸样成为鳞屑，其下方皮肤正常。皮疹可以融合成大片剥脱，无自觉不适。常伴手足多汗。皮疹2~3周可自愈，但易复发。

 治疗与护理

 治疗

本病的治疗较困难，使用5%的煤焦油凝胶有一定效果，也可外用低浓度的角质剥脱剂或润滑剂减轻干燥不适感。对长期不愈者可少量注射曲安奈德（20~30mg）。

护理

注意休息，劳逸结合，保持乐观、积极、向上的生活态度对预防本疾病有很大的帮助。

第二节　毛囊角化病

毛囊角化病（keratosis follicularis）是一种以表皮细胞角化不良为基本病理变化的慢性角化性皮肤病。

常见病因

本病是一种常染色体显性遗传引起的角化过程异常的遗传性皮肤病。研究认为维生素 A 代谢障碍及日光照射是重要的致病因素。

疾病表现

主要发病部位为头皮、前额、耳、鼻唇沟、胸背、腋窝、腹股沟等皮脂腺分泌旺盛的部位，也可发展到全部躯干四肢屈侧。常先于耳后出现皮疹，初起为针头大小、暗灰色或褐色较硬的角化性丘疹，表面覆以油腻性、棕色或黑色痂。若将痂剥去，丘疹顶端就露出一漏斗形小凹窝。丘疹逐渐融合成片，产生乳头状增殖，尤以皮肤皱褶部位更显著。去痂后基底湿润，常伴恶臭。头皮部常有较厚的油性痂。掌跖可有广泛性点状角质增厚，伴有小丘疹。唇、舌、牙龈、腭黏膜可累及，常表现为白色小丘疹或白斑样损害。指（趾）甲可显示甲下角化过度、甲板脆裂，甲游离缘有三角形缺损。皮损夏季较重，患者对日光敏感，可因过度日晒而诱发皮损。

治疗与护理

目前治疗主要是维 A 酸类的药物，可用维胺酯胶囊、异维 A 酸胶囊、阿维 A 等，同时配以迪维霜或他扎罗丁凝胶外用，使用时应注意维甲酸类药物的不良反应；还可外用激素软膏、煤焦油软膏、水杨酸软膏。平时可经常清洗皮损，使外面的油腻性痂皮脱落更有利于药物的吸收，避免日光曝晒。

护理

（1）平时注意保持良好的心态，不要心烦气躁，尽量心情舒畅，也可以增强抵抗力。

（2）毛囊角化病患者要注意夏季的防晒，不要长时间受到日晒，可以防止病情加重。有皮肤损伤的患者更要注意，一些护肤品使用不当会引起病损加重，尽量选择对皮肤刺激小的护肤品。

（3）饮食上，患者应该避免吃辛辣、刺激的食物，多吃新鲜水果和蔬菜补充维生素，维生素 A 也对疾病的治疗有帮助。

第十四章

皮肤附属器病

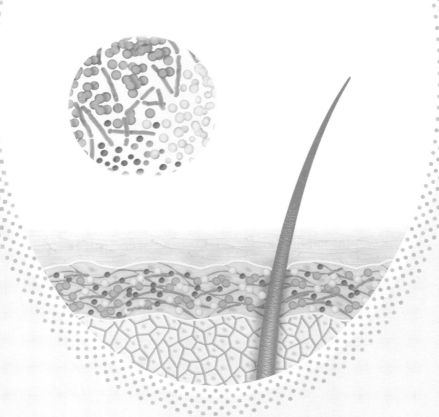

第一节　痤　疮

　　痤疮（acne vulgaris）是一种青春期常见的慢性毛囊皮脂腺炎症性疾病，好发于面、背、胸等富含皮脂腺的部位，表现为粉刺、丘疹、脓疱、结节、囊肿及瘢痕。本病有自限性，至成年时自愈。

 常见病因

　　痤疮的发生主要与雄激素、皮脂分泌过多、毛囊皮脂腺导管堵塞、细菌感染和炎症反应等因素密切相关。青春发育期后人体内雄激素特别是睾酮的水平迅速升高，促进皮脂腺发育，皮脂分泌明显增多。同时，毛囊皮脂腺导管的角化异常造成导管堵塞，皮脂分泌受阻，形成粉刺。毛囊中多种微生物尤其是痤疮丙酸杆菌大量繁殖，其产生的脂酶分解皮脂生成游离脂肪酸，同时趋化炎症细胞和介质，最终诱导并加重炎症反应。

 疾病表现

　　多在青春期发病，损害好发于面颊、额部，其次是胸部、背部及肩部，多对称分布，常伴有皮脂溢出。皮损初始为粉刺，有白头粉刺和黑头粉刺两种。白头粉刺也称封闭性粉刺，皮损白色或淡红色，针头大小，毛囊开口不明显，不易挤出脂栓。

黑头粉刺亦称开放性粉刺，皮损针头大小，中央有明显扩大的毛孔，易挤出白色脂栓。

粉刺可发展为炎性丘疹、脓丘疹或脓疱、结节及囊肿等。炎性丘疹一般为米粒至绿豆大小，可因炎症较重或人为的抠剥继发化脓感染，中心有脓头成为脓丘疹或脓疱。深在损害则形成紫红或暗红色结节或囊肿，经久不愈可化脓形成脓肿，破溃后常形成窦道和瘢痕。结节性痤疮及囊肿性痤疮多见于男性，不易消退。痤疮依据皮损性质可分为3度、4级，即轻度（1级）：仅有粉刺；中度（2级）：有炎性丘疹；中度（3级）：出现脓疱；重度（4级）：有结节、囊肿。

治疗与护理

 治疗

治疗原则是去脂、溶解角质、杀菌及消炎。

（1）轻度及轻中度痤疮以外用药物治疗为主。外用药物治疗：外用维A酸类药物可作为轻度痤疮的单独一线用药，中度痤疮的联合用药以及痤疮维持治疗的首选。常用药物包括0.025%~0.1%维A酸霜或凝胶、阿达帕林和他扎罗汀。阿达帕林具有更好的耐受性，通常作为一线选择。常用的抗菌药物有5%~10%过氧苯甲酰凝胶，1%林可霉素醑、1%红霉素乙醇溶液、夫西地酸等，可联合外用维A酸类药物使用。

（2）中重度及重度痤疮在系统治疗的同时，辅以外用药物治疗。抗生素：首选四环素类药物如多西环素、米诺环素等。四环素类药不能耐受或有禁忌证时，可考虑用大环内酯类如红霉素、罗红霉素、阿奇霉素等代替。多西环素 100~200mg/d（通常 100mg/d），米诺环素 50~100mg/d，红霉素 1.0g/d，疗程建议不超过 8 周。维 A 酸类能调节毛囊的角化过程、抑制痤疮丙酸杆菌、抗炎，是结节囊肿型重度痤疮的一线治疗药物，主要有异维 A 酸和维胺酯。异维 A 酸通常 0.25~0.5mg/（kg·d）作为起始剂量，之后可根据患者耐受性和疗效逐渐调整剂量，维胺酯每次 50mg，每日 3 次。两种药物均需与脂餐同服，通常应不少于 16 周。雌性激素类药物可减少皮脂分泌，对严重病例可考虑使用。糖皮质激素仅用于严重的结节性、囊肿性及聚合性痤疮患者。泼尼松 20~30mg/d 口服，待炎症明显消退后减量。

（3）物理与化学治疗主要包括光动力、红蓝光、激光与光子治疗、化学剥脱治疗等，作为痤疮辅助或替代治疗以及痤疮后遗症处理的选择。

护理

（1）健康教育：限制高糖和油腻饮食，适当控制体重、规律作息、避免熬夜及过度日晒等均有助于预防和改善痤疮发生。

（2）科学护肤：痤疮患者皮肤常伴有皮脂溢出，皮肤清洁可选用控油保湿清洁剂洁面，但不能过度清洗，忌挤压和搔抓。清洁后，要根据患者的皮肤类型选择相应护肤品配合使用。应谨慎使用粉底液、隔离霜、防晒剂及彩妆等化妆品。

（3）定期随访：痤疮呈慢性过程，患者在治疗中需要定期复诊，根据情况及时调整治疗及护肤方案，减少后遗症的发生。

第二节　玫瑰痤疮

玫瑰痤疮（rosacea），原称酒渣鼻是一种发生在鼻、面中部，以皮肤潮红、毛细血管扩张及丘疹、脓疱为特点的皮肤病，病程慢性，时轻时重。发病年龄多在 30~50 岁。

 常见病因

病因可能与精神因素、颜面血管运动神经功能失调、胃肠功能紊乱、内分泌失调、蠕形螨感染等有关。发病机制可能是在皮脂溢出的基础上，由于体内外各种有害因子的作用，使患部血管舒缩神经功能失调，毛细血管长期扩张所致。

 疾病表现

本病可分为 4 型：

（1）红斑毛细血管扩张型。

面中部特别是鼻部、两颊、前额、下颏等部位发生红斑，尤其在刺激性饮食后，外界温度突然改变及精神兴奋时更为明显。红斑初为暂时性的，继而持久不退，并伴有毛细血管扩张，呈细丝状，分布如树枝，常以鼻尖部及两侧鼻翼处最为明显。

（2）丘疹脓疱型。

病情继续发展时，在红斑的基础上成批出现痤疮样丘疹、脓疱，但无粉刺形成。毛细血管扩张更为明显，纵横交错。

（3）鼻赘型。

病期长久者，鼻部结缔组织增殖，皮脂腺异常增大，致使鼻尖部肥大，形成大小不等的结节状隆起，称为鼻赘。其表面不平，皮脂腺口明显扩大，挤压有白色黏稠皮脂分泌物溢出，毛细血管显著扩张。

（4）眼型。

眼型多累及眼睑睫毛毛囊及眼睑相关腺体，包括睑板腺、皮脂腺和汗腺，常导致相关的干眼和角膜结膜病变，表现为眼异物感、光敏、视物模糊、灼热、刺痛、干燥或瘙痒等不适症状。常与其他 3 型合并存在，并与面部皮损的严重程度无明显平行关系。

治疗与护理

治疗

（1）轻度丘疹、脓疱：可用 2.5% ~10% 过氧化苯甲酰制剂、1% 林可霉素制剂、2% 氯霉素水杨酸酊。

（2）中重度丘疹、脓疱：首选口服多西环素或米诺环素或联合口服羟氯喹，若上述药物口服 4~8 周效果不佳，可改用口服异维 A 酸治疗。

（3）对镜检有多数毛囊虫的患者，加服甲硝唑，持续数周。毛细血管扩张明显者，可选择使用强脉冲光、脉冲染料激光或掺钕钇铝质馏石（Nd：YAG）激光治疗。

（4）对形成结节状肥大者，可使用 CO_2 激光、铒激光治疗或外科切削术及切除术。

护理

（1）少吃辛辣刺激性食物，多吃新鲜的瓜果蔬菜，多吃维生素 C 和维生素 E 含量高的食物。

（2）养成良好的生活作息习惯，每天保持大便通畅。多吃富含纤维素的食物，可以促进肠道蠕动，帮助排除身体内的毒素。

（3）避免情绪波动过大，保持良好的情绪，可以取得好的治疗效果。

（4）外出时需要及时涂抹防晒霜，避免紫外线照射。

第三节　斑　秃

斑秃（alopecia areata）也称圆形脱发，以头部发生圆形或椭圆形、非炎症性、非瘢痕性的脱发，且无自觉症状为特点。

 常见病因

本病可能与精神紧张和机体劳累有关，近来认为自身免疫在发病中起一定作用。遗传因素可能起作用，某些家族发病表现为常染色体显性遗传。

 疾病表现

本病可发生于任何年龄，但以青壮年多见。按病期可分为进展期、静止期及恢复期。

首先在头部出现圆形或椭圆形、大小不等、数目不等、边界清楚的脱发斑，无任何自觉不适。脱发斑渐增大，边缘处头发松动，易于拔下，表明病变处于进展期。脱发区头皮正常。损害继续扩大，数目增多，互相融合成不规则斑片，多数发展至钱币大或稍大些就不再扩大。静止期时脱发斑边缘的头发不再松动，大多数患者在脱发静止 3~4 月后进入恢复期。恢复期有新毛发长出，最初出现细软色浅的绒毛，随后长出黑色的终毛，并逐渐恢复正常，疾病自然痊愈。多数斑秃患者仅有一片或数片脱发区，病程数月。但少数渐形成大片状的秃区，病程可持续数年。如整个头皮毛发迅速脱落，则称为全秃。如除头皮外，其他部位如眉毛、睫毛、胡须，甚至全身毳毛都脱落，称为普秃。

斑秃患者绝大多数可以自愈，少数患者病程可持续，尤其是全秃及普秃患者。发生全秃及普秃患者的年龄越小，恢复的可能性越小。

治疗与护理

 治疗

（1）去除可能的诱发因素，注意劳逸结合。对秃发范围广或全秃、普秃患者，宜戴假发以减轻心理负担。向患者解释，绝大多数斑秃在半年至一年内可自然痊愈。

（2）对精神紧张、焦虑、失眠的患者可给予地西泮、谷维素等镇静剂。胱氨酸、维生素 B_6 的口服有助于生发。全秃、普秃患者可口服泼尼松 30~40mg/d，1~2 月后逐渐减量维持数月。皮损范围较小者，可用曲安西龙混悬液或泼尼松龙混悬液等长效糖皮质激素局部注射，也可外涂中、强效糖皮质激素制剂。

（3）外用促进皮肤充血、改善局部血液循环、促进毛发生长的药物，如 2% 或 5% 米诺地尔（敏乐啶）溶液、盐酸氮芥溶液等。

（4）物理疗法：8- 甲氧补骨脂素外搽配合长波紫外线照射的光化学疗法，一般需要 20~40 次。

（5）中医治疗：可用养阴益气补血剂，如首乌冲剂、桑麻丸、养血生发胶囊等。

护理

（1）生活要有规律，注意劳逸结合，不要经常熬夜，保证足够的睡眠时间。

（2）避免烦躁、悲观或动怒，要调节情绪，保持乐观舒畅的心情。

（3）使用外用药后，应适当按摩局部头皮，改善局部供血，以促进斑秃处毛发生长。

（4）夏季要戴好遮阳帽或撑遮阳伞，以防止紫外线直接照射头皮，于斑秃防治不利。

（5）不要使用碱性强的洗发用品，洗头完毕后不要让头发残留洗发液。

第四节 多汗症

多汗症（hyperhidrosis）指患者局部或全身异常的出汗过多，系小汗腺分泌过多汗液所致。

 常见病因

大多是由于精神紧张、情绪激动，或恐怖、焦虑、愤怒所引起，也可能是某些疾病如甲状腺功能亢进、糖尿病等的症状之一。

 疾病表现

有局部多汗及全身性多汗两种。局部多汗常见于掌跖、腋下、腹股沟、会阴部，其次为鼻尖、前额和胸部等，其中以掌跖多汗最为常见。常始于儿童或青春期，25 岁后常自然减轻。患者常伴有末梢血液循环功能障碍，如手足湿冷、皮肤青紫或苍白、易患冻疮等。足部多汗由于汗液分解可产生特殊的臭味，长期汗液浸渍也很容易引起足癣。腋窝部及阴部多汗时，由于该部位皮肤薄嫩，经常潮湿摩擦，易发生擦烂性红斑，伴发毛囊炎、疖等。全身性多汗者皮肤表面常是湿润的，而且有阵发性的出汗。主要由其他疾病引起，如感染性高热，中枢神经系统或周围神经的损害。

治疗与护理

治疗

（1）避免精神紧张及情绪激动。对有精神情绪因素者可选用谷维素、溴剂、苯巴比妥、氯丙嗪等内服，抗胆碱能药物如阿托品、颠茄、普鲁本辛等内服，有暂时的效果。由其他疾病导致者应针对病因进行治疗。

（2）局部外用收敛性药物，如0.5%醋酸铝溶液、5%明矾溶液或5%鞣酸溶液，每日浸泡一次，每次15~20分钟。腋部多汗者可外搽20%的氯化铝乙醇溶液，用药前应先将腋部擦干，每晚睡前外搽，连续7日。掌跖多汗症的患者还可外搽3%~5%福尔马林溶液，足跖多汗者应勤换袜子，穿透气及吸水性好的鞋。

（3）可试用电离子透入疗法，腋部多汗症可在腋部最活跃部分做手术治疗。

护理

（1）单纯的味觉性多汗症应避免食用辛辣和刺激性食物及饮料。

（2）精神因素所致的多汗症，应积极自我调整心态，避免精神紧张、情绪激动、愤怒、恐怖及焦虑等。

第十五章

营养与代谢障碍性皮肤病

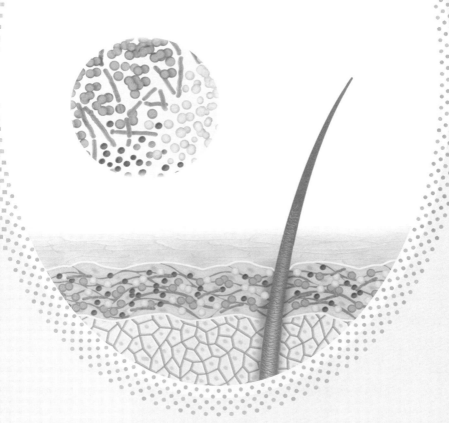

第一节　黄瘤病

黄瘤病（xanthomatosis）是皮肤或肌腱中含脂质的组织中有泡沫细胞局限性聚集，临床表现为黄色或橙色的斑片、丘疹或结节的一组疾病的总称，常伴血脂异常。与脂蛋白外源和内源代谢发生障碍，或其含量或结构异常有关。

 常见病因

正常情况下大部分血脂与血浆蛋白结合形成血浆脂蛋白而转运全身，当血脂浓度高于正常值上限时称为高脂血症，当血浆脂蛋白浓度高于正常值上限时称为高脂蛋白血症。当脂蛋白代谢发生障碍或含量增高或结构异常时，可导致脂蛋白在组织中沉积，如沉积于皮肤或肌腱中则为黄瘤病。

疾病可分为原发性黄瘤病和继发性黄瘤病，前者又可分为家族性和非家族性两类，家族性者常有不同程度的血脂代谢障碍及系统表现，非家族性者常为散发，一般无血脂代谢障碍及系统表现。继发性黄瘤病指由其他疾病引起血脂代谢障碍和血脂增高所致的黄瘤病，如糖尿病、骨髓瘤和淋巴瘤等。

 疾病表现

根据发病部位和外观可分为以下几种类型：

1. 结节性黄瘤

结节性黄瘤可发生于任何年龄。好发于四肢伸侧，特别是膝、肘关节面上。皮疹为黄色或橘黄色丘疹或结节，单发或多发，可互相融合。本型主要发生于家族性高胆固醇血症和 β 脂蛋白增高病例。

2. 扁平黄瘤

扁平黄瘤可发生于头、颈部、躯干、四肢、手指和掌跖。皮疹为褐色或橘黄色边界清楚的扁平或稍隆起的斑块。又分为弥漫性扁平黄瘤、掌（纹）黄瘤、间擦性黄瘤、胆汁淤积性扁平黄瘤等亚型。大多数患者有Ⅲ型高脂蛋白血症。

3. 腱黄瘤

腱黄瘤好发于手背、手指、肘、膝和足根部的肌腱、肌膜和骨膜，为大小 1cm 或更大的皮肤无痛性坚实结节。常见于家族性高胆固醇血症及其他脂蛋白异常者。

4. 睑黄瘤

睑黄瘤又称睑黄疣，是最常见的一种黄瘤病，多发生于上眼睑内眦处。皮疹为黄白色扁平或稍隆起的斑片或斑块。本型可有或无高脂蛋白血症。

5. 发疹性黄瘤

发疹性黄瘤好发于四肢伸侧，特别是肘膝部和臀、背、腹和躯干受压处，也可发生于唇、眼睑和耳，乃至全身任何部位。皮疹为突发性成群、黄或红色丘疹，周围有红晕，呈痤疮样外观，急性期伴瘙痒或压痛，皮疹常自行消退，可留色素性瘢痕或肥厚型瘢痕。本型多见于高脂蛋白血症Ⅰ型和Ⅴ型。

治疗与护理

治疗

合并高脂血症者，应控制饮食，予低脂、低糖高蛋白饮食，同时服用降脂药物。对皮疹数目少的病例可用电凝、激光、液氮冷冻、外科手术切除等治疗方法。

护理

（1）严格选择胆固醇含量低的食品，如蔬菜、豆制品、瘦肉、海蜇等，多吃含纤维素多的蔬菜，可以减少肠内胆固醇的吸收。

（2）适量摄入含较多不饱和脂肪酸（严格控制饱和脂肪酸）的饮食是合理的。

（3）改变做菜方式，少放油，尽量以蒸为主。

第二节　原发性皮肤淀粉样变

原发性皮肤淀粉样变（primary cutaneous amyloidosis）是指淀粉样蛋白沉积于正常的皮肤组织中，而不累及其他器官的一种慢性皮肤病，可能和遗传与免疫有关。

 常见病因

病因未明。发现有家族病例和一家几代人患病者，提示本病部分可能属于常染色体显性遗传病。许多细胞和组织均可合成或衍化为淀粉样蛋白，其沉积于真皮乳头层即可致病。

 疾病表现

1. 苔藓样淀粉样变

多见于中年男性。皮损好发于胫前、臂外侧、腰背和大腿。表现为直径 1~2mm 大小的半球形、圆锥形或多角形扁平隆起的丘疹。质硬，淡红色、褐色、棕色、黄色或正常肤色，部分丘疹可密集分布，但不融合，光滑发亮呈蜡样，或表面有角化过度和少许鳞屑，自觉剧烈瘙痒，长期搔抓可呈苔藓样变或湿疹样变。

2. 斑状淀粉样变

多见于中年以上女性。皮损好发于背部肩胛间区。表现为褐色或紫褐色色素沉着，由点状色素斑聚合而成，呈网状或"波纹状"，后者有诊断价值。皮疹多不痒或仅有轻度瘙痒。

上述两种皮损可同时存在，而且可相互转变，称混合型或双相型皮肤淀粉样变。

 ## 治疗与护理

 治疗

尚无特别有效的方法，瘙痒明显的患者可口服抗组胺药或普鲁卡因静脉封闭，阿维 A 酯、沙利度胺对部分患者有效。强效皮质类固醇激素软膏封包或以其针剂皮损内注射，0.1% 维 A 酸外用也可有一定疗效。

护理

注意休息，保持乐观的心情，预后良好。

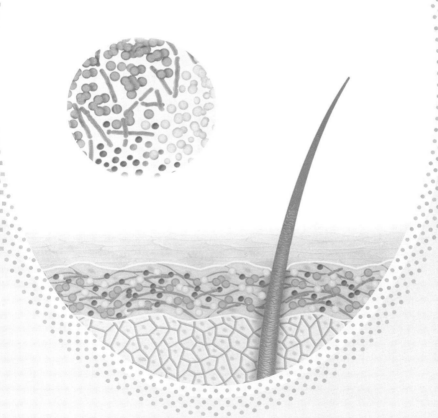

第十六章

神经精神障碍性皮肤病

第一节　神经性皮炎

神经性皮炎（neurodermatitis）又称慢性单纯性苔藓，是一种以剧烈瘙痒和皮肤苔藓样变为特征的慢性皮肤病。多见于成年人，儿童一般不发病。

 常见病因

与失眠、烦躁易怒、焦虑不安等神经精神因素有关，也可能与胃肠道功能障碍、内分泌异常、局部受到刺激引起的瘙痒而不断地搔抓有关。

 疾病表现

多见于青年和成年人，好发于颈部、肘窝、腘窝、尾骶、股内侧、会阴和阴囊等部位。如皮疹仅局限于上述部位，称为局限性神经性皮炎，较常见；如皮疹分布广泛，则称为播散性神经性皮炎。患者往往初起仅感局部皮肤瘙痒，而无皮疹发生，经过搔抓或摩擦，出现散在扁平的圆形或多角形丘疹，时间长了，皮疹增多融合，形成圆形、类圆形或不规则形的局部浸润肥厚，皮纹加深和皮嵴隆起的苔藓样变之斑片。多呈淡红色、黄褐色或皮肤色，有时覆有鳞屑，境界清楚，大小不等，数目不定。本病自觉瘙痒剧烈，而不断搔抓，加重本病，出现血痂、表皮剥脱及色素沉着，甚至引起毛囊炎及淋巴结炎等继发感染。病程慢性，易复发。

治疗与护理

治疗

（1）如伴有神经衰弱、胃肠功能紊乱、内分泌紊乱等应给予相应治疗。

（2）内服抗组胺药及镇静剂，西替利嗪、氯雷他定、多塞平或酮替芬等，也可口服维生素 C、B 族维生素及钙剂等。皮质类固醇激素外用、封包或局部封闭钙和磷酸酶抑制剂也可缓解瘙痒。

（3）液氮冷冻、磁疗、紫外线等物理疗法也能取得良好疗效，但难防止复发。

护理

（1）患者要放松紧张情绪，保持乐观，防止感情过激，特别要注意避免情绪紧张、焦虑、激动，生活力求有规律，劳逸结合。

（2）减少刺激，神经性皮炎反复迁延不愈、皮肤局部增厚粗糙的最重要原因是剧痒诱发的搔抓，应避免用力搔抓、摩擦及热水烫洗等方法来止痒。

（3）调节饮食，限制酒类、海鲜、辛辣饮食等刺激性食物，保持大便通畅，积极治疗胃肠道疾病。

第二节　瘙痒症

瘙痒症（pruritus）指临床上以瘙痒症状为主而无明显原发性皮肤损害的皮肤病。

 常见病因

本病常与某些内部疾病有关，如糖尿病、肝胆疾病、肾疾病、甲状腺疾病、血液病、代谢性疾病、神经性疾病、肠寄生虫病和习惯性便秘等。还可与气温变化，皮肤干燥、接触粉尘、纤维或各种化学物品进食辛辣、酒等刺激性食物有关。肛门瘙痒与多与蛲虫病和痔疮等有关。阴囊瘙痒常与摩擦，局部多汗和股癣有关。女阴瘙痒大多与阴道炎、月经不调、性激素水平下降等有关。

 疾病表现

本病可分为全身性瘙痒和局限性瘙痒两大类。

一、全身性瘙痒

瘙痒为阵发性，常在睡前、发生情绪变化时。进食辛辣刺激性食物及气候变化后发生。重者常瘙痒剧烈，难以忍受，不断搔抓，直至皮破血流。感觉疼痛时瘙痒才缓解或减轻。发作时，除患处瘙痒外并无原发损害，因不停搔抓，皮肤常出现继发损害，如抓痕、血痂、苔藓样变、湿疹样变、色素沉着等，有继发感染时可发生毛囊炎、淋巴结炎及淋巴管炎等。老年性瘙痒症多因皮脂腺功能减退，造成皮肤干燥和退行性萎缩，再加上过度热水烫洗，易泛发全身瘙痒。冬季瘙痒症常为寒冷所诱发，多发生于冬季患者由室外突然进入温暖的室内或睡前解衣时。夏季瘙痒症常与高温、湿热、出汗有关。

二、局限性瘙痒

1. 肛门瘙痒

以中年男性多见，女性也可发病，儿童多见于蛲虫患者。瘙痒通常仅局限于肛门及周围皮肤，皮损呈灰白色，浸渍、糜烂、皱襞肥厚、辐射状皲裂、苔藓样变、湿疹样变及色素沉着，患病久时，可蔓延至会阴、阴囊或女阴的皮肤。

2. 阴囊瘙痒症

瘙痒大多限于阴囊，也可累及会阴、阴茎及肛门，因经常搔抓，出现皮损肥厚、湿疹样变、苔藓样变、色素沉着或感染等继发性损害。

3. 女阴瘙痒症

瘙痒主要见于大阴唇、小阴唇、阴蒂及阴道口。瘙痒阵发，夜间加重，阴唇局部皮肤肥厚、浸渍，阴蒂及阴蒂黏膜甚至出现红肿、糜烂。

治疗与护理

治疗

（1）全身治疗，使用抗组胺药物及镇静剂，如依巴斯汀、西替利嗪、多塞平或阿米替林等。全身瘙痒者可选用静注葡萄糖酸钙或硫代硫酸钠，也可选用普鲁卡因静脉封闭疗法。老年皮肤瘙痒症可口服维生素 A 或 E，男性患者可用丙酸睾丸酮 25mg，肌肉注射，每周 2 次，女性患者可用黄体酮 10mg，肌肉注射，每日一次。抗癫痫和抗焦虑药物如加巴喷丁和普瑞巴林，部分患者口服有效。

（2）局部治疗，以保湿、滋润、止痒为主，炉甘石薄荷脑洗剂、皮质类固醇软膏或霜剂、表面麻醉剂、外用免疫抑制剂以及含止痒剂的霜剂。

（3）物理疗法，如矿泉浴、淀粉浴、糠浴或紫外线照射。

护理

（1）注意生活规律，避免过度搔抓。

（2）避免进食烟酒及辛辣食物。

（3）洗浴时不使用碱性过强的肥皂及热水烫洗。

第三节　痒　疹

痒疹（prurigo）是一组伴有剧烈瘙痒的皮肤病，以风团样丘疹、结节为主要损害。

 常见病因

病因不明，多数学者认为与变态反应有关，也可能与神经精神因素、遗传过敏体质有关，其他因素如虫咬、食物或药物、病灶感染、胃肠道功能紊乱、妊娠及内分泌障碍等也常有影响。

 疾病表现

1. 急性单纯性痒疹

急性单纯性痒疹又称丘疹性荨麻疹，多与昆虫叮咬有关。皮疹好发于四肢伸侧和腰部，为红色的扁豆大小的丘疹，散在分布或呈集簇性，丘疹中央常有水疱，丘疹之间可伴有风团，瘙痒剧烈，可因搔抓而出现血痂、抓痕或继发感染，可反复发作，愈后可留有色素沉着或色素减退。

2. 单纯性痒疹

单纯性痒疹又称寻常性痒疹，多见于中年人，男女均可患病。皮疹好发于躯干和四肢伸侧，初为风团样红色斑块、丘疱疹、继之以坚实小结节，与成人急性单纯性痒疹临床表现相似，但原发丘疹较多、较小，自觉剧烈瘙痒，故常因反复搔抓，而形成苔藓样变和色素沉着。

3. 小儿痒疹

小儿痒疹又称 Hebra 痒疹，多见于 1~3 岁的儿童。好发于四肢伸侧，特别是下肢，初为丘疹、风团、风团样丘疹或丘疱疹，反复发作，遗留淡红色或皮肤色的痒疹小结节，瘙痒剧烈，由于长期搔抓，可形成湿疹样变，苔藓样变或化脓感染。本病病程很长，至青年期可缓解自愈。

4. 结节性痒疹

结节性痒疹又称疣状顽固性荨麻疹。初起常在昆虫叮咬处发生红色丘疹或风团样丘疱疹，迅速变成半球形坚实结节，黄豆至蚕豆大小，顶端角化明显，呈疣状外观，红褐或黑褐色，数目不等，数个至数十个以上，孤立散在，由于剧烈搔抓常见表皮剥脱、出血或血痂，结节周围皮肤有色素沉着及肥厚、苔藓样变。好发于四肢伸侧，尤以小腿伸侧更为显著，偶可发生于背部。慢性经过，长期不愈。

5. 妊娠痒疹

妊娠痒疹多见于第二次妊娠的妇女，损害出现在妊娠早期的第 3~4 个月，或妊娠期的最后 2 个月，常于产后 3~4 周自行消失。发生于躯干上部及四肢近端的比较常见，基本皮疹为风团样丘疹或丘疱疹，因瘙痒剧烈，搔抓后可继发抓痕、血痂及色素沉着等改变。

治疗与护理

 治疗

（1）寻找病因，予以根治，纠正胃肠道功能失调和防止虫咬，改善卫生及营养状况。

（2）抗过敏治疗，维生素 A、维生素 B、维生素 C、抗组胺药、钙剂、硫代硫酸钠、组胺球蛋白等。

（3）对皮疹广泛严重的患者可适当应用皮质类固醇激素。

（4）外用药，炉甘石薄荷脑洗剂、皮质类固醇激素软膏或霜剂，也可用钙调磷酸酶抑制剂和角质剥脱剂。

（5）有条件者可行矿泉浴或淀粉浴。结节性痒疹可选择浅层 X 线放射、液氮冷冻、激光治疗、放射性同位素敷贴治疗。皮损比较顽固者可予以紫外线照射。

护理

（1）饮食应以清淡而富有营养为主。多吃蔬菜、水果、牛奶、甲鱼等富含多种氨基酸、维生素、蛋白质和易消化的食物。少吃含化学物质、防腐剂、添加剂的饮料和零食。忌食过酸、过辣、过咸等刺激物。

（2）改善卫生条件，防止昆虫叮咬，去除有关诱因，避免局部刺激。

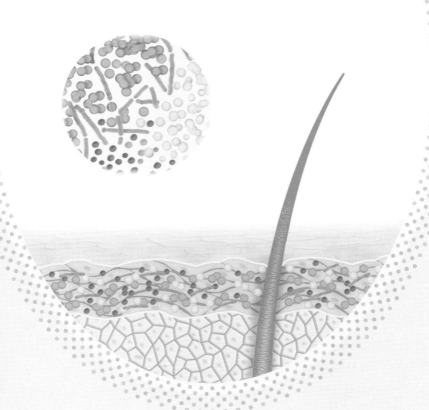

第十七章

遗传性皮肤病

第一节　鱼鳞病

鱼鳞病（ichthyosis）是一组常见的角化障碍性单基因遗传性皮肤病，以皮肤干燥并伴有鱼鳞样脱屑为主要表现。

各型鱼鳞病的共同特点是表皮有角化过度的鳞屑，系由于表皮角质形成细胞增生，表皮通过时间缩短，或角质形成细胞间的黏合异常，使角质层的细胞不能正常脱落，堆积在皮肤表面所致。

 常见病因

大多数鱼鳞病的基因已经定位或被克隆，寻常型鱼鳞病基因定位于 1q21.3；性联鱼鳞病基因定位于 Xp22.3，是类固醇硫酸酯基因缺陷，造成微粒体类固醇、硫酸胆固醇和硫酸类固醇缺乏。先天性大疱性鱼鳞病样红皮病是由于编码角蛋白 K1 和 K10 的基因突变，造成角蛋白 1 和 10 异常；板层状鱼鳞病与谷氨酰肽转移酶 1 基因突变、插入、缺失有关。

 疾病表现

常见的临床类型包括寻常型鱼鳞病、性联鱼鳞病、先天性非大疱性鱼鳞病样红皮病、板层状鱼鳞病、先天性大疱性鱼鳞病样红皮病和迂回性线状鱼鳞病。

1. 寻常型鱼鳞病（ichthyosis vulgaris）

此型最为常见，为常染色体显性遗传，发病时间多在出生后 3 个月到 5 岁，且冬重夏轻。皮疹好发于四肢伸侧及躯干下部，四肢屈侧的皱褶部位如肘窝、腋下则不累及。典型改变是淡褐色至深褐色菱形或多角形鳞屑，鳞屑中央紧贴皮肤，边缘游离，如鱼鳞状，皮损对称分布，通常无自觉症状，偶有轻度瘙痒，掌跖常见线状皲裂和掌纹加深，多数患者并发异位性皮炎、湿疹、哮喘等。

2. 性联鱼鳞病（X-linked ichthyosis）

性联鱼鳞病较少见，为 X 联隐性遗传，常在出生时或出生后不久就发病，仅见于男性。女性仅为携带者，一般不发病。皮损除伸侧外，肢体弯曲部位、面、颈部亦常受累，皮损与寻常型鱼鳞病相似，症状较重。皮肤干燥粗糙，鳞屑大而显著，呈黄褐色或污黑色大片鱼鳞状。患者可伴隐睾，角膜可有点状浑浊。

3. 先天性大疱性鱼鳞病样红皮病（bullous congenital ichthyosiform erythroderma）

此型为常染色体显性遗传，患者出生时即有皮肤潮红、表皮松解，受到轻微创伤或摩擦后则在红斑基础上出现大小不等的薄壁松弛性水疱，易破溃成糜烂面，数月后红斑消退，其上出现广泛鳞屑和疣状损害，特别在皮肤皱褶处更明显，皮损常继发感染，甚至引起败血症和水电解质紊乱而导致死亡。随年龄增长，本病可逐渐减轻。

4. 板层状鱼鳞病（1amellar ichthyosis）

板层状鱼鳞病为常染色体隐性遗传，出生时即全身包裹一层广泛的火棉胶状的膜，该膜在 2~3 周后脱落，代之以灰棕色四方形鳞屑，中央紧贴皮肤，边缘游离，遍及整个体表，包括头皮及四肢弯曲部位，严重者可似铠甲样，掌跖常伴角化过度，1/3 的患者有眼睑和口唇外翻。

5. 先天性非大疱性鱼鳞病样红皮病（nonbullous congenital ichthyosiform erythroderma）

此型主要表现为出生时就有皮疹，全身皮肤均发红，有黄棕色四方形鳞屑，面部亦可累及，常见瘢痕性脱发、睑外翻和甲营养不良。本型有可能发展成基底细胞癌和鳞状细胞癌。

6. 迂回性线状鱼鳞病（ichthyosis linearis circumflexa）

此型主要表现为四肢近端和躯干泛发性多环状匍形性皮疹，外围有变化缓慢、增厚的角质边缘，肘窝和腘窝的屈面角化过度或苔藓形成。一些病例可发生松弛性的角层下水疱伴有掌跖多汗。本病常同时伴有特应性皮炎。随年龄增长，皮肤和毛发逐渐好转，到青年时有的毛发可正常，但皮肤仍干燥，脱细屑。

治疗与护理

治疗

局部可外用 10% 尿素霜、0.1% 维 A 酸霜、钙泊三醇软膏等，可与糖皮质激素药膏联用以增加疗效，皮疹严重者可口服维生素 A 或异维 A 酸，虽不能根治，但能缓解症状。

护理

（1）定期使用去角质的洗液，使用温水洗浴，以免加快皮肤水分的流失，沐浴后要擦些保湿的乳液。切忌用碱性肥皂、热水洗烫或外用刺激性药物，以保湿和轻度剥脱为原则。

（2）多食用蔬菜、水果，适当吃一些动物肝脏、胡萝卜等富含维生素 A 的食物。严禁摄入刺激性食品，如海鲜、辣椒、花椒、葱蒜等。

第二节 毛周角化病

毛周角化病（keratosis pilaris）又称毛发苔藓（lichen pilaris）或毛发角化病，是一种常染色体显性遗传的慢性毛囊角化性皮肤病。

 常见病因

病因和发病机制未明，可能与染色体显性遗传、维生素 A 缺乏、代谢障碍有关，内分泌异常对本病也有影响。

 疾病表现

本病大多开始于儿童期，至青春期发病率最高，以后随着年龄增长皮损常逐渐改善。皮损好发于上臂外侧、大腿伸侧、前臂、肩胛和臀部，对称分布。表现为针尖到粟粒大小与毛孔一致的坚硬丘疹，呈正常皮色或呈暗红色，丘疹密集分布但不融合，顶端有淡褐色角质栓，当中可见一根卷曲的毛发，剥去角栓后可见漏斗状小凹陷，但不久又在此凹陷中新生出角栓。受累部位有特殊的粗糙感，皮损冬季加重，夏季减轻。一般无自觉症状，也可伴有轻度瘙痒。

治疗与护理

 治疗

本病一般不需治疗，也可局部外用 10%~20% 尿素霜、0.05%~0.1% 维 A 酸软膏，3%~5% 水杨酸软膏等。症状严重者可口服维生素 A、维生素 E 或维 A 酸类药物，可以减轻症状。

护理

（1）及时补充皮肤水分，同时避免皮肤角质层受到损伤。

（2）加强营养，补充皮肤需要的营养物质，维持皮肤良好状态。

第三节　掌跖角化病

掌跖角化病（keratosis palmaris）是一组以手掌和足跖角化过度为特征的慢性皮肤病。

 常见病因

病因不明。弥漫性掌跖角化病与角蛋白 1 和角蛋白 9 基因突变有关，点状掌跖角化病的致病基因定位于 15q23。

 疾病表现

1. 弥漫性掌跖角化病（diffuse palmoplantar keratoderma）

弥漫性掌跖角化病为常染色体显性遗传。常在婴儿期发病，轻者仅有掌跖皮肤粗糙，严重时掌跖部出现弥漫性边界清楚的坚硬角化斑块，呈黄色，蜡样外观，边缘常呈淡红色，常发生皲裂引起疼痛，皮损对称分布，一般不扩散至手足背面。常伴有掌跖多汗，甲板增厚混浊。

2. 点状掌跖角化病（punctate keratosis of the palms and soles）

点状掌跖角化病为常染色体显性遗传。好发于 20~30 岁年龄段，皮损多呈圆形或卵圆形，黄色，直径 2~10mm 的坚硬角质丘疹，散在分布于双手掌和足跖部，部分皮损中心可呈现火山口样小凹陷，可聚集形成疣状角质损害。少数患者可累及手足背及肘膝部。

3. 钱币状掌跖角化病 (keratosis palmoplantaris nummularis)

钱币状掌跖角化病为常染色体显性遗传。好发于 1.5~15 岁年龄段，豆状角化过度或过度角化性斑块为常见的皮损，慢性进行性发展。其发生部位及严重程度与机械摩擦及其强度有关，掌跖侧缘比较多见，角化过度也可见于甲下、甲周。

4. 获得性掌跖角化病 (acquired palmoplantar keratosis)

获得性掌跖角化病的特征性表现为掌跖部角化。其中四肢的淋巴水肿性角化病，掌跖部出现弥漫角化过度，可见疣状突起及皲裂。内脏器官癌症患者可在大、小鱼际见到点状珍珠状丘疹。

治疗与护理

治疗

局部外用 20% 尿素霜，0.1% ~0.5% 维 A 酸霜，或用糖皮质激素软膏（或霜剂）封包。严重者可口服异维 A 酸、阿维 A 酯等。尽量避免创伤，减少压力和摩擦。

护理

（1）保护创面，角质层脱落时，边缘翘起，应轻柔、细致地用剪刀修剪痂皮，防止脱落的痂皮刺激新修复的皮肤。

（2）着装应宽松柔软，减少摩擦和刺激，减少感染机会。

（3）饮食宜清淡，忌辛辣、刺激性食物，注意保暖等。

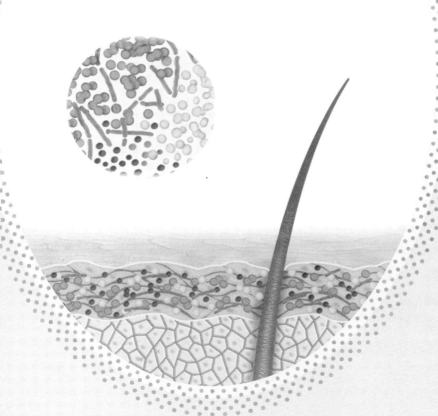

第十八章

萎缩性皮肤病

萎缩纹

萎缩纹（striae atrophicae）是皮肤弹性纤维断裂而形成的条索状皮肤萎缩。

 常见病因

妊娠、体重突然增加、库欣综合征、长期服皮质类固醇等是引起本病的常见原因。

 疾病表现

本病常见于青春发育期青少年、孕妇和肥胖人群。皮疹常对称分布在腰腹部、臀部、股内侧及乳房。皮损表现为境界清楚的波浪形条纹状萎缩，初为紫红色，后转为苍白色，柔软有光泽，表面平滑而有细微皱纹，皮内血管纹理隐约可见，萎缩纹常数条相互平行，无自觉症状，偶有轻度瘙痒，无全身症状，一般皮疹不会消退。

 治疗与护理

本病无需治疗。

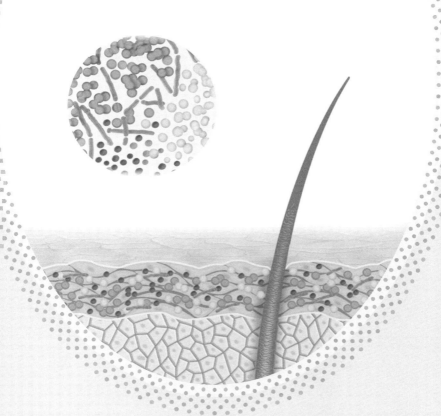

第十九章

肿瘤性皮肤病

第一节　基底细胞癌

基底细胞癌（basal cell carcinoma）又叫基底细胞上皮瘤，为一种生长缓慢，低度恶性的皮肤肿瘤，好发于头面部。

 常见病因

本病与长期日晒密切有关，其他如砷剂，大剂量 X 线照射，煤焦油衍生物，烧伤后瘢痕和慢性炎症（窦道、溃疡、汗腺炎等）均为本病发病的危险因素。

 疾病表现

本病好发于中老年人，多见于暴露部位，如眼眦、鼻部、鼻唇沟和面颊部，生长缓慢，但日久可有局部破坏，很少转移。临床常见以下几种亚型。

1.结节型

此型常见，好发于面部。一般为单个，初起为蜡样小结节，质较硬中央易出现溃疡，溃疡面扁平，底部呈颗粒状或肉芽状，边缘如珍珠样并向内卷曲，伴有毛细血管扩张。偶见皮损呈侵袭性扩大，或向深部生长，严重者破坏皮下软组织及骨骼。

2.表浅型

表浅型多见于躯干部，皮损为一个或数个鳞屑性红斑，向周围缓慢扩大，境界清楚，稍有浸润，外围有线性蜡样边缘，皮损表面可有浅性溃疡和结痂，愈后结疤。

3. 硬斑病型

硬斑病型罕见，多发于青年人的头面部。局部皮肤硬化，呈白色或淡黄色，边界不清，略高出皮面，类似局限性硬皮病。

4. 囊肿型

囊肿型有时容易与汗腺囊瘤混淆，为圆顶状、透明、蓝灰色囊肿性结节。

5. 纤维上皮瘤型

纤维上皮瘤型常见于背部，皮损为一个或数个高起的结节，常略有蒂，表面光滑，质地中等，轻度发红，偶会破溃。

组织病理显示肿瘤实质主要由基底样细胞构成，边缘部分瘤细胞排列成栅栏状。

治疗与护理

治疗

肿瘤对放射线敏感，一般可用 X 线放射治疗，小剂量分次照射，可以减少坏死和瘢痕，尤其适用于老年人。根据患者情况也可以广泛全层切除或莫氏（Mohs）手术切除后植皮，还可应用光动力学疗法、电灼、激光、冷冻等治疗。多发性基底细胞癌患者用维 A 酸类治疗部分有效，近来还有许多报道用干扰素做局部注射免疫疗法治疗基底细胞癌。

护理

（1）防止过度的日光曝晒，老年人更应该做好防晒工作，保护好皮肤。

（2）积极治疗各种慢性皮肤病，防止发生癌变。

第二节　鳞状细胞癌

鳞状细胞癌（squamous cell carcinoma）简称鳞癌，是起源于表皮或附属器角质形成细胞的一种恶性肿瘤。

 常见病因

常见病因与下列因素相关：长期紫外线照射或放射线照射；化学致癌物，如砷、多环芳香族碳氢化合物、煤焦油等；癌前期皮肤病如日光角化、黏膜白斑、砷角化病等；瘢痕、慢性皮肤溃疡、红斑狼疮、扁平苔藓等慢性皮肤病；使用免疫抑制剂。

 疾病表现

本病好发于50~60岁，多见于头面、颈部、下唇和手背等暴露部位，多继发于前述原有皮肤病的基础上。早期皮损常呈小的浸润硬斑或红色结节，边界不清，逐渐增大变为疣状或乳头瘤状，或中央破溃形成溃疡，溃疡表面呈颗粒状，易坏死、出血，溃疡有较宽而高起的边缘，呈菜花状，质地坚硬，伴恶臭。肿瘤可进行性扩大，进一步侵犯其下深层组织，包括肌肉和骨骼。鳞癌易于沿淋巴转移，尤其是继发于放射性皮炎、瘢痕、溃疡或窦道者，故局部淋巴结常有肿大。晚期常有全身症状，如发热、消瘦、恶液质等。组织病理显示表皮棘细胞呈瘤样增生，早期有角珠，核分裂相多见。

治疗与护理

治疗

对较小的分化较好的肿瘤首选手术切除，争取彻底切除肿瘤，建议应用莫氏（Mohs）外科切除技术，切除标本做病理检查，以明确肿瘤是否切除干净。

年老体弱有手术禁忌者可采用 X 线放射治疗，已经转移或晚期患者，可试用化疗。另外也可根据情况光动力学疗法、电烧灼等治疗，如方法掌握合适，5 年治愈率可达 90% 左右。

护理

（1）患者可有不同程度的否认期、愤怒期、妥协期、抑郁期和接受期等一系列心理变化，应密切观察，给予不同的疏导和心理支持。

（2）鼓励患者摄取足够的营养，进食高蛋白、高维生素、高热量、易消化的饮食。食欲较差、进食困难者宜少量多餐、少渣饮食，必要时给予静脉高营养支持。放疗期间忌服辛辣香燥等刺激性食物，如胡椒、葱、蒜、韭菜、羊、鸡等。

（3）注意观察患者疼痛的部位、性质、持续时间和强度，指导患者使用不同的方法控制疼痛，对疼痛难以控制者可根据三级阶梯止痛方案遵医嘱给药。

第二十章

性传播疾病

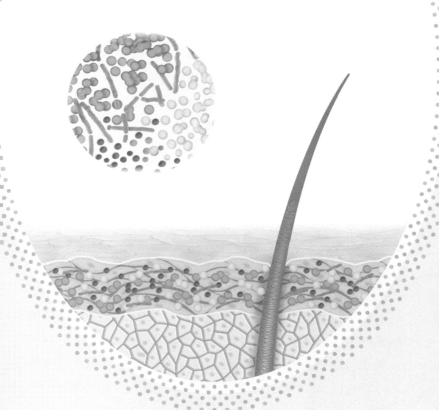

第一节　性传播疾病简介

性传播疾病（sexually transmitted disease，STD）是由性接触、类似性行为及间接接触所感染的一组传染性疾病，它们不仅在性器官上发生病变，还可以通过淋巴系统侵犯性器官所属的淋巴结、皮肤黏膜，甚至通过血行播散侵犯全身重要的组织、器官。性传播疾病是目前国际上通用的病名，在我国传统中医学称之为"花柳病""杨梅疮"，是皮肤性病学中非常重要的内容之一。

传统上将梅毒、淋病、软下疳、性病性淋巴肉芽肿和腹股沟淋巴肉芽肿称为经典性病。1975 年世界卫生组织（WHO）正式将性病命名为性传播疾病后，把生殖道衣原体感染、尖锐湿疣、生殖器疱疹、艾滋病、生殖器念珠菌病、阴道毛滴虫病、细菌性阴道炎、性病性盆腔炎、阴虱、疥疮、传染性软疣、乙型肝炎、阿米巴病、股癣等 20 多种疾病也列入性病范畴，总称为新一代的性传播疾病。

常见病因

引起性传播疾病的病原体种类很多，如导致生殖器疱疹的单纯疱疹病毒，导致尖锐湿疣的人类乳头瘤病毒，导致 AIDS 的人类免疫缺陷病毒；导致淋病的淋病双球菌；导致软下疳的 Ducrey 嗜血杆菌；导致细菌性阴道病的 Gardner 菌；导致腹股沟肉芽肿的肉芽肿荚膜杆菌；引起生殖道衣原体感染和性病性淋巴肉芽肿的沙眼衣原体；引起龟头和外阴阴道炎的念珠菌；引起梅毒的梅毒螺旋体；以及疥疮、阴虱等。

 疾病表现

一、发病情况

性传播疾病在全世界范围内流行。近20年来，逐渐呈现出流行范围扩大、发病年龄跨度增大、无症状或症状轻微的患者增多和耐药菌株数增多的趋势，已成为全人类共同面对的公共健康问题，直接影响了一些国家的经济发展，并加重了国家的财政负担。目前在世界范围内流行的性病有梅毒、淋病、生殖道衣原体感染、生殖器疱疹、尖锐湿疣、细菌性阴道炎、软下疳、性病性淋巴肉芽肿、艾滋病以及性传播疾病间的合并感染等。

二、传播途径

（1）性行为传播。

性交是主要的传播方式，占95％以上。其他性行为包括口交、肛交、接吻、触摸等，增加了感染机会。

（2）其他途径传播。

间接接触以及通过血液和血液制品、胎盘、产道、母乳、器官移植、人工授精、其他方式等途径传播。

三、危害

性传播疾病对健康及社会的影响越来越大，若不能及时治愈则转成慢性。病变可导致不育症、生殖器畸形、缺损、毁容及特征性后遗症，不仅危害患者的身心健康，而且可能遗传给下一代，对家庭幸福、社会安定构成严重威胁。特别是艾滋病传播迅速，病势凶险，无特异疗法，病死率极高，被称为"超级癌症"。

四、处理原则

面对性传播疾病特别是艾滋病流行的严峻形势，各级政府及卫生行政部门采取了一系列预防控制措施，包括加强政府对防治工作的领导和协调职能，制订中长期规划及有关法规政策，大力开展监测、健康教育、专业培训及行为干预等。同时实施全民性道德教育系统工程，树立科学文明观念，普及性病防治的知识，制止性传播疾病在我国的传播和蔓延。

第二节　淋　病

淋病（gonorrhea）是由淋球菌所引起的一种泌尿生殖器黏膜传染性炎症疾病，通过性接触直接传染。

 常见病因

淋病的病原菌为淋病奈瑟菌，是一种革兰氏阴性双球菌，常位于多形核白细胞的胞浆内，慢性期则在细胞外。适宜的生长温度为 37~38℃，淋菌不耐热，干燥环境存活 1~2 小时，55℃ 5 分钟立即死亡，附着在衣裤和卧具上的淋菌最多只能生存 24 小时，一般消毒剂易将其杀死，1∶4000 硝酸银溶液 7 分钟死亡，1% 苯酚 1~3 分钟死亡，0.1% 升汞溶液可使其迅速死亡。本病主要通过性交直接传染，也可通过被患者分泌物污染的衣物、被褥、便盆、医疗器械而间接传染，特别是幼女常通过间接途径而被感染；新生儿可通过患淋病孕妇的产道而被感染，引起淋菌性结膜炎。

 疾病表现

潜伏期一般为 1~10 日，平均 3~5 日，主要发生在性活跃的中青年时期。

1. 单纯性淋病

男性（90% 的感染者有症状）：淋菌性尿道炎。初起为尿道口红肿、刺痛，并有稀薄透明浆液性分泌物流出，约 2 日后，分泌物变黏稠，为深黄色或黄绿色脓液，特别晨起排出最多，常封住尿道口呈"糊口"现象，并出现尿痛、排尿困难等尿道刺激症状。

女性（80% 的感染者症状轻微或无症状）：①淋菌性宫颈炎。宫颈红肿糜烂，有触痛及性交时疼痛，阴道排出物增加。②急性尿道炎。尿频、尿痛及排尿烧灼感，尿道口红肿，可见少量脓性分泌物。

2. 有合并症的淋病

男性：包皮腺炎、尿道旁腺炎、尿道球腺炎、前列腺炎、精囊炎、输精管炎和附睾炎。

女性：前庭大腺炎、子宫内膜炎、输卵管炎、盆腔腹膜炎和肝周围炎。

3. 其他器官淋病

淋菌性结膜炎、咽炎和直肠炎。

4. 儿童淋病

主要包括新生儿、幼儿及较大儿童的淋球菌感染。

5. 播散性淋球菌感染

少见，淋球菌进入血液循环，可引起败血症、多发性关节炎、心包炎、心内膜炎、脑膜炎以及皮肤损害。

 治疗与护理

（1）淋菌性尿道炎、宫颈炎、直肠炎：头孢曲松钠 0.25~1.0g，一次肌注；或大观霉素 4.0g（宫颈炎 4.0g）一次肌注；或头孢噻肟 1.0g，一次肌注；或头孢克肟 400mg 口服单剂给药；其他第三代头孢菌素类，也可选用。如不能排除伴衣原体感染，应加用抗衣原体药物。

（2）淋菌性咽炎、淋菌性眼炎、妊娠期淋病：头孢曲松钠 0.25~1.0g，一次肌注；或头孢噻肟 1.0g，一次肌注。新生儿淋菌性眼炎：头孢曲松钠 25~50mg/kg（单剂不超过 125mg），静脉或肌注，连续 3 日，同时用盐水洗眼。

（3）淋菌性前列腺炎、精囊炎、附睾炎、淋病性盆腔炎、播散性淋病：头孢曲松钠 1.0g/d，静脉或肌注，连续 10 天以上；或大观霉素 4.0g/d，分 2 次肌注，连续 10 天以上；淋菌性脑膜炎和心内膜炎所需疗程更长。

近年来，淋菌对青霉素、四环素、喹诺酮类耐药性普遍，故不推荐上述药物治疗淋病。

护理

（1）生活用品要单独使用：淋病患者的生活用品，特别是内衣裤、毛巾、盆等应单独使用，并做好消毒处理，以防传染。

（2）穿着通风透气的内衣：尽量穿棉质内裤，不穿尼龙、合成纤维的内衣，保持通风、透气。洗涤内衣内裤应以温和的肥皂手洗，不要用强效的洗衣粉或洗衣机来洗。

（3）保持局部清洁卫生、干净、干燥：淋病患者要勤洗病变部位，保持局部干净、干燥。

（4）注意休息，避免劳累：淋病患者要注意休息，精神放松，避免过度紧张、疲劳。

（5）治疗期间应禁止性生活。

（6）补充营养：在饮食上，注意加强营养，可补充大量的蛋白质，如鱼、猪肉、牛奶、蛋、豆制品等，增强身体的免疫力，促进身体恢复。

第三节　生殖道沙眼衣原体感染

沙眼衣原体引起的疾病范围广泛，可累及眼、生殖道和其他脏器，也可导致母婴传播。沙眼衣原体引起的以泌尿生殖道部位炎症为主要表现的性传播疾病称为生殖道沙眼衣原体感染。

 常见病因

沙眼衣原体革兰氏染色阴性，需要在细胞内寄生，有不同的亚型，经性行为感染泌尿生殖道的主要是 D~K 型。沙眼衣原体感染的主要病理改变是慢性炎症，造成组织损伤。

 疾病表现

生殖道沙眼衣原体感染的临床表现特征是过程缓慢。很多感染者无明显临床表现，但有可能引起严重的后遗症，也是主要的传染源。

潜伏期 1~3 周，男性非淋菌性尿道炎主要表现为尿道刺痒、尿痛及灼烧感，疼痛程度较轻，尿道口轻度红肿，常有浆液性或稀薄脓性分泌物，或仅在晨起发现尿道口有脓膜形成，有的患者症状不明显，部分无症状。未经治疗的生殖道沙眼衣原体感染常有附睾炎、前列腺炎等并发症。附睾炎的临床表现是一侧的附睾疼痛、肿大，有触痛。炎症明显时，阴囊表面的皮肤充血、发红、水肿。有的患者并发睾丸炎，阴囊明显肿胀、潮红、剧痛、输精管变粗。少部分患者还并发 Reiter 综合征，除尿道炎之外还有关节炎和结膜炎，一般发生在尿道炎之后 4 周左右，患者关节液中可分离到衣原体或支原体。

女性感染后主要发生宫颈炎和尿道炎。大多数妇女宫颈沙眼衣原体感染无症状，可持续数月至数年。有症状发生时，可出现阴道分泌物异常，非月经期或性交后出血。尿道炎的症状有排尿困难、尿频、尿急等。衣原体宫颈感染如不治疗，可继发盆腔炎。表现为下腹痛、性交痛等，长期持续的感染可导致不育、异位妊娠和慢性下腹痛。

孕妇的生殖道沙眼衣原体感染可增加早产、低出生体重和胎膜早破的危险性。如未经有效治疗，可传染给新生儿，引起新生儿眼炎及肺炎。

治疗与护理

治疗

成人沙眼衣原体尿道炎、宫颈炎、直肠炎患者，通常采用的治疗方案为阿奇霉素 1g 单剂口服，或多西环素 100mg，每日 2 次，共 7~10 日。其他可选用的药物包括米诺环素、红霉素、四环素、罗红霉素、克拉霉素、氧氟沙星、左氧氟沙星、司帕沙星等。

护理

（1）注意个人卫生，保持外生殖器的清洁干燥。
（2）增强战胜疾病的信心，促使夫妇共治。

第四节　尖锐湿疣

尖锐湿疣（condyloma accuminatum）是由人乳头瘤病毒（HPV）引起的皮肤黏膜良性新生物。主要通过性接触传播，为我国目前最常见的性传播疾病之一，与生殖器癌的发生有密切关系，已引起人们的关注。

 常见病因

HPV 有不同的亚型，最常引起尖锐湿疣的 HPV 有 6、11、16、18 等亚型。

 疾病表现

本病潜伏期长短不一，多在 2 周到 8 个月，平均 3 个月。好发部位为外生殖器及肛门附近的皮肤黏膜，男性多见于龟头、包皮、尿道；女性多见于大小阴唇、阴道、子宫颈、阴道壁等，也可见于肛门、口腔、腋窝、脐窝、趾间、乳房等处。

形态初起为小而柔软的疣状淡红色小丘疹，逐渐增大、增多，互相融合形成各种不同的形态，表面凹凸不平，湿润柔软呈乳头状、菜花状及鸡冠状，根部多半有蒂，易发生糜烂、渗液、破溃、出血和感染，无症状或伴有痒感。5%醋酸涂擦后可变白。

组织病理：棘层高度肥厚，表皮突增厚延长呈乳头瘤样增生，颗粒层和棘层上部细胞有明显空泡形成。真皮水肿、毛细血管扩张、周围有较致密的慢性炎症细胞浸润。

治疗与护理

治疗

（1）局部药物治疗。0.5% 足叶草毒素酊即 0.5% 鬼臼毒素酊，先用凡士林软膏涂布于疣体周围正常的皮肤或黏膜上，2 次 / 日，连用 3 日，停药 4 日，为 1 疗程。可用 1~3 个疗程。5% 咪奎莫特霜，每周外用 3 次，连用 16 周，每次用药 6~10 小时后洗去，疗效好，不良反应小。

（2）物理疗法。激光、冷冻、电灼或手术切除。

（3）全身疗法。可用干扰素、IL–2、转移因子和抗病毒药物。

护理

（1）洗涤内衣裤最好以温和的肥皂手洗，不要用强效的洗衣粉或洗衣机。

（2）穿棉质内裤，尽量不要穿尼龙、合成纤维的质料，保持通风、透气。

（3）注意个人卫生，保持外生殖器的清洁干燥，禁止性生活。

（4）应少吃淀粉类、糖类以及刺激性的食物如酒、辣椒等，多吃蔬菜、水果类，摄入水分要充足。

第五节　生殖器疱疹

生殖器疱疹（genital herpes）主要由单纯疱疹病毒Ⅱ型（HSV-Ⅱ）通过性接触感染的一种常见的、易复发的、难治愈的性传播疾病，可引起新生儿、胎儿感染，并与宫颈癌的发生有关。

 常见病因

HSV-Ⅱ感染后引起初发生殖器疱疹。初发生殖器疱疹消退后，残存的病毒经周围神经沿神经轴转移至骶神经节而长期潜伏下来，当机体抵抗力降低或某些激发因素如发热、受凉、感染、月经、胃肠功能紊乱、创伤等作用下，可使潜伏的病毒激活，病毒下行至皮肤黏膜表面引起病损，导致复发。

 疾病表现

1.原发性生殖器疱疹

男性好发于包皮、龟头、冠状沟、阴茎体和阴囊；女性好发于大小阴唇、阴蒂、子宫颈等处。往往先有发热、头痛、肌痛等全身症状，然后在上述部位出现一簇或多簇红色小丘疹，有痒感，很快变成水疱，数日后水疱发生糜烂或破溃，感觉疼痛，最后结痂自愈，病程为 2~3 周。

2. 复发性生殖器疱疹

全身症状不常见，皮损较原发性生殖器疱疹小且少。

3. 同性恋男性的 HSV-Ⅱ感染

可在肛门、肛周和直肠发生水疱及浅溃疡，其临床表现为肛门直肠痛、便秘、里急后重、分泌物增加，直肠炎。

4. 妊娠与 HSV-Ⅱ感染

感染 HSV-Ⅱ的孕妇可将病毒通过产道感染新生儿或由于羊膜早破而发生逆行感染。

治疗与护理

 治疗

（1）全身治疗。采用抗病毒治疗，阿昔洛韦、伐昔洛韦口服，干扰素皮下或肌肉注射。

（2）局部治疗。阿昔洛韦软膏或酞丁胺霜。

 护理

（1）尽量避免搔抓局部，少用刺激性强的药物。注意预防感冒、着凉、劳累，治疗期间禁房事，以避免局部复发感染。

（2）休息时宜仰卧，两腿自然分开，避免局部充血水肿，影响患处愈合。宜穿着宽松的棉质内裤，减少局部压迫。平时应减少外出，不宜进行剧烈运动。

（3）局部护理应以干燥、收敛、保护患处为原则，避免复发及继发感染。

第六节 梅 毒

梅毒（syphilis）是由梅毒螺旋体引起的一种慢性传染病，主要通过性接触和血液传播。梅毒螺旋体几乎可侵犯人体所有器官，因此梅毒的临床表现极为复杂，并可通过胎盘传播引起流产、早产、死产和胎传梅毒，危害性极大。

 常见病因

梅毒的病原体为梅毒螺旋体，是小而纤细、末端尖的螺旋状微生物。长 4~14μm，宽 0.2μm，由 8~14 个整齐规则、固定不变、折光性强的螺旋构成。属厌氧微生物，离开人体不易生存。煮沸、干燥、肥皂水及一般消毒剂均可短期内将其杀死。在潮湿的器具或毛巾上可存活数小时。最适生存温度 37℃，41℃可存活 2 小时，48℃可存活半小时，100℃立即死亡。但耐寒力强，于 0℃可存活 48 小时，梅毒病损的切除标本置 −20℃冰箱 1 周仍可使家兔致病，−78℃低温冰箱保存数年仍维持形态、活力和致病力。梅毒的发病机制未完全阐明，梅毒螺旋体表面的黏多糖酶可能与其致病性有关。此外，梅毒发病还与 T 细胞介导的免疫反应密切相关，免疫系统正常的宿主在整个感染期间可能均以 Th1 细胞反应为主，从而导致早期损害消退和无表现潜伏期的持续。

疾病表现

一、获得性梅毒（后天梅毒）

1. 一期梅毒（primary syphilis）

一期梅毒主要症状为硬下疳（chancre），是梅毒螺旋体侵入部位发生的无痛性炎症反应，无全身症状和发热。①潜伏期1周~2月，平均2~4周。②好发部位：90%在外生殖器，男性多见于阴茎、冠状沟、龟头包皮；女性好发于大小阴唇、子宫颈。③形态：初起为一小红斑，触之有软骨样感觉，典型硬下疳为一圆形或椭圆形边缘清楚、周边隆起、基底平坦、肉红色、表面有少量浆液分泌物、内含大量梅毒螺旋体、周围有炎性红晕、直径在1~2cm的无痛性溃疡。④常为单发，个别有1~10个。3~8周硬下疳可不治自愈，遗留暗红色表浅性瘢痕或色素沉着。硬下疳出现后1~2周，腹股沟或患处附近淋巴结可肿大，常为数个、大小不等、质硬、不粘连、不破溃、无疼痛。穿刺淋巴结检查有大量的梅毒螺旋体。肿大的淋巴结消退较硬下疳愈合晚，1~2月。

2. 二期梅毒（secondary syphilis）

一期梅毒未经治疗或治疗不彻底，螺旋体由淋巴系统进入血液循环形成螺旋体菌血症，引起皮肤、黏膜、骨骼、内脏、心血管及神经损害，称二期梅毒。常发生于下疳消退后3~4周，偶可与下疳同时出现。

（1）皮肤黏膜损害。

① 梅毒疹：皮损内含有大量梅毒螺旋体，传染性强，不经治疗一般持续数周可自行消退。皮损通常缺乏特异性，可表现为红斑、丘疹、斑丘疹、斑块、结节、脓疱或溃疡等，常以一

种类型皮损为主，大多数泛发，不痒或轻微瘙痒。斑疹性梅毒疹表现为淡红色或黄红色斑疹，直径 0.2~1cm，类似于病毒疹、玫瑰糠疹、麻疹猩红热样药疹或股癣等。丘疹性梅毒疹：直径 2~5mm 或略大，为肉红色或铜红色、略高出皮面坚实的丘疹，表面光滑或被覆有粘连性鳞屑，皮疹好发于颜面、躯干、四肢屈侧，尤其是掌跖部位，暗铜红色深在的浸润斑具有特征性。脓疱性梅毒疹：罕见，多见于身体衰弱者，脓疱基底潮红浸润，表面有浅表或深在溃疡，有痤疮样、痘疮样、脓疱疮样及蛎壳样等不同类型，愈后留瘢痕。

② 扁平湿疣：是特殊的丘疹性梅毒疹，好发于肛周、生殖器、会阴、腹股沟等皱褶多汗部位。初起为表面湿润的扁平丘疹，随后扩大或融合成扁平或分叶状的疣状损害，直径 1~3cm，基底宽而无蒂、呈暗红色炎性浸润，表面糜烂、渗液，内含大量螺旋体，传染性强。

③ 梅毒性秃发：由梅毒螺旋体侵犯毛囊造成毛发区血供不足所致。表现为局限性或弥漫性脱发，呈虫蛀状，头发稀疏，长短不齐，非永久性，经及时治疗，有的甚至未经治疗也可再生。梅毒性脱发不仅累及头发，还可累及眉毛、睫毛、胡须和阴毛。

④ 黏膜损害：多见于口腔、舌、咽、喉或生殖器黏膜，表现为黏膜炎及黏膜斑。

（2）骨关节损害：骨膜炎为最常见，常发生于长骨。患处骨膜轻度增厚，有压痛。关节次之，多为对称性关节腔积液、关节肿胀、压痛、酸痛，症状夜间加重、白天减轻。还可见骨炎、骨髓炎、腱鞘炎或滑囊炎。

（3）眼损害：包括虹膜炎，虹膜睫状体炎，脉络膜炎，视网膜炎，视神经炎，角膜炎，间质性角膜炎及葡萄膜炎，可造成视力损害。

（4）神经损害：主要有无症状神经梅毒、梅毒性脑膜炎、脑血管梅毒。

（5）多发性硬化性淋巴结炎（secondary syphilitic lymphadenopathy）：表现为全身无痛性淋巴结肿大、变硬。

（6）内脏梅毒（visceral secondary syphilis）：属二期梅毒少见病变，有肝炎、胆管周围炎、肾并胃肠道病变。

（7）二期复发梅毒（recurrent secondary syphilis）：二期早发梅毒未经治疗或治疗不当，经 2~3 个月可自行消退，当患者免疫力降低，皮疹又重新出现称二期复发梅毒。一般发生于感染后 6 个月 ~2 年，发生率约为 20%，以血清复发最多，皮肤黏膜、眼、骨骼、内脏损害亦可复发。与二期早发梅毒疹相似，但皮疹较大、数目较少，分布不对称、破坏性大。

3. 三期梅毒（晚期梅毒）（tertiary or late syphilis）

早期梅毒未经治疗或治疗不充分，经过一定潜伏期，一般为 3~4 年，最长可达 20 年，有 40% 梅毒患者发生三期梅毒。除皮肤黏膜、骨出现梅毒损害外，还侵犯内脏，特别是心血管及中枢神经系统等重要器官，危及生命。三期梅毒的共同点：① 损害数目少，分布不对称，破坏性大，愈后留有萎缩性瘢痕。② 自觉症状很轻但客观症状严重。③ 损害内梅毒螺旋体少，传染性弱或无传染性。④ 梅毒血清阳性率低。

（1）三期梅毒皮肤黏膜损害。

① 结节性梅毒疹（nodular syphilid）：好发于头面部、背部

及四肢伸侧，直径为 0.2~1cm 坚硬的铜红色小结节。无自觉症状，有的表面被覆粘连性鳞屑或痂皮，有的顶端坏死、软化形成糜烂或溃疡。愈后留下浅表萎缩性瘢痕和色素沉着或减退斑，边缘可出现新损害，新旧皮疹此起彼伏，呈簇集状、环状、匍行奇异状，迁延数年。

② 梅毒性树胶肿（syphilitic gumma）：是三期梅毒的标志，也是破坏性最大的一种损害。初起为皮下深在结节，逐渐增大与皮肤粘连，表面呈暗红色的浸润斑块，中央逐渐软化、破溃形成穿凿性溃疡，呈肾形或马蹄形，境界清楚，边缘锐利，基底暗红，有黏稠树胶状脓汁流出，外观酷似阿拉伯树胶，故名树胶肿，直径 2~10cm。损害迁延数月、数年，愈后留下萎缩性瘢痕，可发生于全身各处，以小腿多见，常单发，无明显自觉症状。上腭部发生树胶肿，局部坏死、穿孔，使口腔与鼻腔相通，致发音及进食困难。鼻中隔树胶肿可侵犯骨膜及骨质，形成鞍鼻，严重者鼻毁损，面部中央只留下一个三角形空洞。舌部发生树胶肿可致舌溃疡、舌缺损。少数发生喉树胶肿，引起呼吸困难，声音嘶哑。

③ 近关节结节（juxta-articular nodule of late syphfiis）：又称梅毒性纤维瘤，为无痛性、生长缓慢的皮下纤维结节。此型少见，表现为豌豆至胡桃大小，圆形、椭圆形硬结节，对称分布于肘、膝、髋关节附近，表面皮色正常，无明显自觉症状。

（2）晚期骨梅毒（late bonesyphilis）：晚期骨梅毒发病率仅次于皮肤黏膜损害，最常见的是长骨的骨膜炎，其次为骨髓炎、骨炎、骨树胶肿、关节炎等。骨骼疼痛、夜间加重，损害呈增生性、病程缓慢，可致病理性骨折、骨穿孔、关节畸形或强直等严重病变。

（3）晚期眼梅毒（late ocularsyphilis）：与二期梅毒眼损害相同。

（4）晚期心血管梅毒（late cardiovascular syphilis）：晚期梅毒可使任何一个内脏受累，但以心血管梅毒最常见，多发生在感染后10~20年，甚至30年。临床上有单纯性梅毒性主动脉炎、梅毒性主动脉瓣关闭不全、梅毒性冠状动脉狭窄或阻塞、梅毒性主动脉瘤以及心肌梅毒树胶肿5种类型。

（5）晚期神经梅毒（late neurosyphilis）：多在感染后3~20年发病，主要有无症状神经梅毒、脊髓痨、麻痹性痴呆、脑膜血管型神经梅毒等。

二、先天性梅毒（胎传梅毒）（congenital syphilis）

分为早期先天梅毒、晚期先天梅毒和先天潜伏梅毒，其经过与后天梅毒相似，特点是不发生硬下疳（一期损害）。

1. 早期先天梅毒（early congenital syphilis）

2岁以内发病者为早期先天梅毒，婴儿通常早产，有营养障碍、消瘦、烦躁等症状，皮肤干皱脱水呈老人貌，哭声低弱嘶哑，严重者出现贫血及发热。

（1）皮肤黏膜损害：多在出生后3周出现，但部分在出生时即有，与后天二期梅毒大致相似，有斑疹、丘疹、大疱及脓疱等类型。斑疹多见于掌跖、口周、臀部，在口周及肛周常融合成深红色浸润性斑，皮肤弹性降低，常形成放射状皲裂，愈后遗留放射状瘢痕，具有特征性。

（2）梅毒性鼻炎（syphilitic rhinitis）：多在出生后1~2月内发生，为先天梅毒特殊症状。初期为鼻黏膜卡他症状，病情加剧鼻黏膜出现溃疡，排出血性分泌物，堵塞鼻孔造成呼吸、吸吮困难，溃疡加深可致鼻中隔穿孔、鼻梁塌陷，形成鞍鼻。

（3）骨梅毒（early congenital bonesyphilis）：较常见，可表现为骨软骨炎、骨髓炎、骨膜炎、梅毒性指炎等，引起肢体疼痛、活动受限，严重者骨骺端肿胀、压痛，出现梅毒性假瘫。

（4）早期先天内脏梅毒（early congenital visceralsyphilis）：常有全身淋巴结肿大、肝脾肿大、肾病综合征、贫血、血小板减少等症状。

（5）早期先天神经梅毒（early congenital neurosyphilis）：在出生后 3~6 月出现明显的临床症状，以脑膜炎多见，1/3 的患者可有不同程度的脑水肿，症状与二期获得性梅毒相似。

2. 晚期先天梅毒（late congenital syphilis）

多在 2 岁以后发病，到 13~14 岁才有多种症状相继出现，其中以角膜炎、骨和神经系统损害最为常见，心血管梅毒罕见。

（1）皮肤黏膜梅毒：发病率低，其症状与后天梅毒相似，以树胶肿多见，好发于硬腭、鼻中隔黏膜，破溃后形成上腭、鼻中隔穿孔和鞍鼻。

（2）眼梅毒：约90%为间质性角膜炎，其次有视网膜炎、脉络膜炎、虹膜炎、视神经萎缩等。发病年龄为 5~25 岁，初起有明显的角膜周围炎，继之出现特征性、弥漫性角膜混浊，反复发作导致永久性部分或全部角膜混浊，引起失明。

（3）骨梅毒：多见骨膜炎，常累及胫骨，引起胫骨前面肥厚隆起呈弓形称为军刀胫，其次为长骨或颅骨可发生树胶肿。罕见的一种骨损害称 Clutton 关节，其特点为双侧渗出性、无痛性关节炎，膝关节肿胀，轻度强直。

（4）神经梅毒：1/3~1/2 的患者发生无症状神经梅毒，常常延至青春期发病，以脑神经损害为主，尤以听神经、视神经损害多见。早期常有智力发育不全，晚期先天梅毒可出现幼年麻痹性痴呆、幼年脊髓痨、神经性耳聋、视神经萎缩。

（5）标志性损害：①哈钦森牙（Hutchinson teeth）。半月形门齿，上宽下窄，牙体短而厚呈柱状，齿列不齐，间距稀疏。②桑椹齿（mulberry molars）。第四臼齿较小，其牙尖较低，且向中偏斜，形如桑椹。③胸锁关节增厚征。胸骨与锁骨连接处发生骨疣所致。④基质性角膜炎。常见于 5~25 岁，初起为急性角膜炎，继之角膜混浊，部分或完全失明。⑤神经性耳聋。多发于学龄儿童，先有眩晕，随之丧失听力。⑥哈钦森牙、神经性耳聋和基质性角膜炎合称哈钦森三联征。

3. 先天潜伏梅毒

无临床症状，梅毒血清反应阳性。

三、潜伏梅毒（latent syphilis）

凡有梅毒感染史，无临床症状或临床症状已消失，除梅毒血清阳性外，无任何阳性体征，并且脑脊液检查正常者称为潜伏梅毒。

 治疗与护理

 治疗

（1）早期梅毒：苄星青霉素 240 万 U，分两侧臀部肌注，每周 1 次，共 2~3 次；或普鲁卡因青霉素 G，80 万 U，1 次 / 日，肌注，连续 10~15 日。对青霉素过敏者用头孢曲松钠 1.0g/d 肌肉注射，连续 10~14 天，或盐酸四环素 0.5g，4 次 / 日，口服，连续 15 日；或多西环素 0.1g，2 次 / 日，口服，连续 15 日；或红霉素，用法同盐酸四环素。

（2）晚期梅毒（包括三期皮肤、黏膜、骨骼梅毒，晚期潜伏梅毒或不能确定病期的潜伏梅毒）及二期复发梅毒：苄星青霉素 240 万 U，分两侧臀部肌注，1 次 / 周，连续 3 周；或普鲁卡因青霉素 G，80 万 U，1 次 / 日，肌注，连续 20 日。对青霉素过敏者多西环素 0.1g，2 次 / 日，口服，连续 30 日；或红霉素，0.5g，4 次 / 日，口服，连续 30 日。

（3）心血管梅毒：应住院治疗，如伴有心力衰竭，应予以控制后，再开始抗梅毒治疗。为避免吉海反应，青霉素注射前一日口服泼尼松，10mg/ 次，2 次 / 日，连续 3 日。水剂青霉素 G 应从小剂量开始，逐渐增加剂量。首日 10 万 U，1 次 / 日，肌注；次日 10 万 U，2 次 / 日，肌注；第三日 20 万 U，2 次 / 日，肌注；自第四日起用普鲁卡因青霉素 G，80 万 U，肌注，1 次 / 日，连续 15 日为一疗程，总量 1200 万 U，共两个疗程，疗程间停药 2 周。必要时可给予多个疗程。对青霉素过敏者，选用多西环素或红霉素。

（4）神经梅毒：应住院治疗，为避免吉海反应，可在青霉素注射前一日口服泼尼松，10mg/ 次，2 次 / 日，连续 3 日。水剂青霉素 G，每日 1200~2400 万 U，静脉滴注，即每次 200~400 万 U，每 4 小时一次，连续 10~14 日，继以苄星青霉素 240 万 U，1 次 / 周，肌注，连续 3 次。或普鲁卡因青霉素 G240 万 U/日肌肉注射，同时口服丙磺舒每次 0.5g，4 次 / 日，共 10~14 日，继以苄星青霉素 240 万 U，1 次 / 周，肌注，连续 3 次。对青霉素过敏者，可选用多西环素或红霉素。

（5）妊娠梅毒：根据孕妇梅毒的分期不同，采用相应的方案进行治疗，用法及用量与同期其他梅毒患者相同，但妊娠初3个月和妊娠末3个月各进行一个疗程治疗，禁服四环素、多西环素。

（6）先天梅毒（胎传梅毒）。

① 早期先天梅毒：脑脊液异常者水剂青霉素 G10~15 万 U/（kg·d），分 2~3 次静脉注射，连续 10~14 天；或普鲁卡因青霉素 G，5 万 U/（kg·d），肌注，连续 10~14 日。脑脊液正常者苄星青霉素 5 万 U/（kg·d），肌注。如无条件检查脑脊液者，可按脑脊液异常者进行治疗。

② 晚期先天梅毒：水剂青霉素 G 20~30 万 U/（kg·d），每 4~6 小时 1 次，静注或肌注，连续 10~14 日；或普鲁卡因青霉素 G 5 万 U/（kg·d），肌注，连续 10~14 日为一个疗程，可考虑给第二个疗程。对较大儿童青霉素用量，不应该超过成人同期患者的治疗用量。对青霉素过敏者，选用红霉素。

护理

（1）治疗期间禁止性生活，避免再感染及引起他人感染。

（2）加强营养，提高自身的免疫力。

第七节　艾滋病

艾滋病全称为获得性免疫缺陷综合征（acquired immune deficiency syndrome, AIDS），是由人类免疫缺陷病毒（human immunodeficiency virus, HIV）感染引起的以严重免疫缺陷为主要特征的性传播疾病。传播速度快、病死率高、为人类主要的致死性传染病之一。

 常见病因

艾滋病病毒根据血清学分型可分为 I 型和 II 型，其中 HIV-1 是艾滋病的主要流行型，HIV-2 主要在非洲的少数国家呈局限性流行。HIV 病毒呈球形，直径 100~140nm，是由单链 RNA、逆转录酶和结构蛋白组成。HIV 侵入后与宿主 CD4+ 细胞表面的 CD4 分子相结合进入靶细胞，在细胞核内，逆转录酶以病毒 RNA 为模板转录 DNA，合成双链 DNA 后整合到宿主细胞的 DNA 中，部分以病毒的 DNA 为模板转录、翻译、生成病毒 RNA 和病毒蛋白质，然后装配成新的病毒颗粒，再以芽生的方式从细胞中释放出新的 HIV，细胞最后死亡；另一部分是病毒 DNA 序列被感染细胞及其子代细胞终身携带，成为前病毒，进入潜伏期。近期研究发现，HIV 也可感染 B 细胞、单核 - 巨噬细胞、胶质细胞、表皮朗格汉斯细胞以及一些经 EB 病毒转化的

B 淋巴母细胞系并在其中增殖。HIV 在繁殖过程中，不断杀伤宿主细胞，使 CD4+ 淋巴细胞数目减少，单核吞噬细胞、B 淋巴细胞、CD8+T 淋巴细胞和 NK 细胞等发生损伤，造成免疫功能缺陷，导致机体发生机会性感染和肿瘤。

 疾病表现

1. 急性 HIV 感染

感染 HIV 后 6 天 ~6 周，出现上感样及单核细胞增多症样表现，包括发热、咽炎、头痛和肌肉关节痛。从感染到血清阳转的时间称"窗口期"，一般为 4~8 周，极个别的可达 6 个月。

2. 无症状 HIV 感染

多无任何症状和体征，血浆病毒载量稳定在较低水平，CD4+ 细胞数呈进行性减少（降低速度为每年 50~100 个 /μL），但仍在正常范围内，CD4+/CD8+ 比值正常，平均持续 8 年（数月 ~ 数年）。

3. 艾滋病

机体免疫功能逐渐下降，患者有发热、腹泻、体重下降、全身浅表淋巴结肿大，常合并各种条件性感染和肿瘤。CD4+ 细胞计数小于 200 个 /μL，CD4+/CD8+ ＜ 1，或出现一种以上艾滋病指征性疾病：卡氏肺孢菌肺炎、卡波西肉瘤、肺部或食管念珠菌病、隐球菌脑膜炎、肠道隐孢子虫病、巨细胞病毒感染、HIV 相关性脑病、单纯疱疹病毒感染、组织胞浆菌病、淋巴瘤、结核病、弓形虫脑病、HIV 相关性消瘦综合征。

治疗与护理

 治疗

合理应用抗病毒药物，正确使用抗机会性感染和肿瘤药物，辅以适当的支持、对症治疗。最终目标：降低 HIV 相关疾病的发病率和病死率，提高生存质量，延长生存期。

（1）抗 HIV 治疗。

① 核苷类反转录酶抑制剂（NRTI）：为最早使用的抗 HIV 药物，与脱氧核苷竞争性地与反转录酶结合，从而抑制 HIV 复制。包括叠氮胸苷（azidothymidine）、地丹诺辛（didanosine）、扎西他滨（zalcitabine）等药物。

② 蛋白酶抑制剂（PI）：在 CD4+ T 细胞内阻断蛋白酶，阻止 HIV RNA 装配成新的 HIV，同时阻止 HIV 从 CD4+ T 细胞内释放到细胞外。如沙奎那韦（saquinavir）、英地那韦（indinavir）、瑞托那韦（ritonavir）等药物。

③ 非核苷类逆转录酶抑制剂（NNRTI）：与反转录酶的非底物结合部位结合抑制 HIV 反转录酶活性。包括奈韦拉平（nevirapine）、地拉韦定（delavirdine）。

④ 整合酶抑制剂（INSTI）：拉替拉韦（raltegravir）、埃替拉韦（elvitegravir）。

⑤ 融合酶抑制剂（FI）：艾博韦泰（ABT）。

⑥ 多种抗病毒药物联合治疗的高效联合抗反转录病毒治疗（HAART），又称为鸡尾酒疗法。

（2）免疫调节治疗：可用 α - 干扰素、白细胞介素 -2 等。

（3）机会性感染的治疗：针对病原微生物采用相应敏感药物进行治疗。

（4）卡波西肉瘤的治疗：皮损内注射长春新碱、放射治疗和联合化疗。

（5）中医中药治疗：近年来发现多种中药对 HIV 有抑制作用。

护理

（1）隔离：应在执行血液/体液隔离的同时实施保护性隔离。

（2）心理护理：患者同常人一样，都需要自尊和被人尊重，需要爱和温暖，需要实现自我。

（3）预防感染：严格执行无菌操作原则，做好接触性隔离，监测体温，及时发现感染征兆。

（4）健康教育：① 定期或不定期的访视及医学观察。② 患者的血、排泄物和分泌物应使用0.2% 次氧酸钠或漂白粉等消毒液消毒。③ 严禁献血、捐献器官或精液，性生活应使用避孕套。④ 出现症状、并发感染或恶性肿瘤者，应住院治疗。⑤ 已感染 HIV 的育龄妇女应避免妊娠、生育，以防止母婴传播。感染 HIV 的哺乳期妇女不能母乳喂养，应人工喂养婴儿。

第八节　软下疳

软下疳（chancroid，soft chancre）是由杜克雷嗜血杆菌感染引起，表现为急性、多发性、疼痛性阴部溃疡，多伴有腹股沟淋巴结化脓性病变的一种性传播疾病。主要流行于热带及亚热带地区。20世纪40年代，在我国此病较为常见，发病率仅次于梅毒和淋病，故有"第三性病"之称。到60年代初期，我国基本消灭了该病，直到80年代以后，我国部分地区又有散在病例的报道。

 常见病因

杜克雷嗜血杆菌是一种革兰氏染色阴性的兼性厌氧菌，呈杆状、两端钝圆、长1.0~1.5μm、宽0.5~0.6μm，无孢子形成能力。大多数存在于细胞外，呈纵向排列，故又名链杆菌，各排平行，颇似鱼群样。少数见于细胞内，呈团状分布。该菌耐受力较弱，在干燥及65℃时很快死亡，但耐寒力强，在低温条件下可长期生存。

 疾病表现

本病可通过性接触传播。潜伏期3~14天，平均4~7天。男性好发部位为冠状沟、包皮、包皮系带、龟头、阴茎体、会阴部以及肛周等处，女性为小阴唇、大阴唇、阴唇系带、前庭、阴蒂、子宫颈、会阴部以及肛周等处。生殖器外溃疡有见于乳房、大腿内侧、手指及口腔内的报道。

在接触病原体后，感染部位出现一个小炎性丘疹，周围绕以红晕，以后迅速变为脓疱，3~5日后损害继续侵袭患处形成疼痛剧烈的深溃疡。溃疡呈圆形或卵圆形，质地柔软，容易出血，边缘粗糙不整齐。表面覆有黄灰色脓性分泌物，有恶臭，因自身接种可在原发皮损周围出现卫星样溃疡。

大多数患者在出现溃疡以后，继而出现腹股沟化脓性淋巴结炎，有疼痛，进一步可以发生化脓、表面红肿热痛。肿大的淋巴结常有波动感，可自然破溃呈"鱼口状"外翻，流出浓稠的米色脓液，形成溃疡和窦道。合并症还有包皮炎、嵌顿包茎、尿道瘘、尿道狭窄、阴茎干淋巴管炎、阴囊或阴唇象皮肿以及溃疡继发的其他感染等。

软下疳常合并梅毒感染，因此对软下疳患者应常规进行梅毒血清学检测。

治疗与护理

 治疗

（1）根据药敏试验选用敏感抗生素治疗，应遵循及时、足量、规则用药的原则。治疗期间应避免性生活，性伴侣应同时检查和治疗。

（2）药物治疗可选用下列方案之一治疗：阿奇霉素1.0g，一次顿服；红霉素500mg，4次/日，口服，共7天；头孢曲松钠 250mg 或大观霉素 2.0g，一次肌注。早期应用上述药物可预防横痃发生；如已发生横痃，不宜切开引流，局部皮损未破溃时外用鱼石脂、红霉素软膏。溃疡可用高锰酸钾溶液或双氧水冲洗，然后外用红霉素乳膏。

（3）对淋巴结脓肿，穿刺应从远位正常皮肤刺入脓腔，抽取脓液。可反复远位刺入抽取脓汁，注入抗生素治疗。

护理

（1）注重个人的卫生情况，勤洗内衣裤，可消毒后放在阳光下暴晒。

（2）如厕后要养成洗手的习惯，不到公共游泳池洗浴、不使用浴缸洗浴。

（3）发病期间一定要洁身自爱，不能发生任何性交行为。

第九节　性病性淋巴肉芽肿

性病性淋巴肉芽肿（lymphogranuloma venereum，LGV）又名第四性病，是经典的性病之一，其病原体是沙眼衣原体，主要通过性接触传播。其主要临床表现为生殖器溃疡，腹股沟淋巴结化脓、破溃，如未经治疗晚期可发生象皮肿和直肠狭窄等。热带和亚热带地区发病率高，在我国发病较为罕见。

 常见病因

性病性淋巴肉芽肿的病原体是沙眼衣原体 15 个血清型中的 L-1、L-2、L-3 三种血清型。与引起非淋菌性尿道炎和沙眼的其他型沙眼衣原体相比，L 型具有更强的侵袭力。主要侵犯淋巴组织，通过性接触传播。

 疾病表现

潜伏期为 1~6 周，一般在 3 周。根据临床发展过程可分为三期。

1. 早期（生殖器初创期）

初疮多发生在男性阴茎体、龟头、冠状沟及包皮，女性阴道前庭、小阴唇、阴道口、尿道口周围，可见 5~6mm 的小水疱、丘疱疹、糜烂、溃疡，多为单发，有时数个，无明显症状，一般在 10 日左右自愈，愈后不留瘢痕。

2. 中期（腹股沟横痃期）

初疮出现 1~4 周后，男性腹股沟淋巴结肿大（第四性病性横痃），疼痛，压痛，粘连，融合，可见"槽沟征"（腹股沟韧带将肿大的淋巴结上下分开，皮肤呈出槽沟状）。数周后淋巴结软化、破溃，排出黄色浆液或血性脓液，形成多发性瘘管，似"喷水壶状"，数月不愈，愈后留下瘢痕。女性初疮多发生于阴道下部，向髂及直肠淋巴结回流，引起该部淋巴结炎，直肠炎和直肠周围炎，临床可有便血、腹痛、腹泻、里急后重及腰背疼痛，形成肛周肿胀、瘘管、直肠狭窄及大小阴唇象皮肿等。淋巴结肿大化脓期间可有寒战、高热、关节痛、乏力及肝脾肿大等全身症状。也有皮肤多形红斑、结节性红斑、眼结膜炎、无菌性关节炎、假性脑膜炎等。

3. 晚期

数年或数十年后，长期反复性的腹股沟淋巴管、淋巴结炎可致阴部象皮肿、直肠狭窄等。象皮肿主要累及男性的阴茎和阴囊，女性的阴唇和阴蒂，表现为坚实肥厚性肿块；直肠炎和直肠周围炎后形成瘢痕并收缩引起直肠狭窄，导致排便困难、腹绞痛等。女性可发生直肠阴道瘘、阴道尿道瘘以及肛门周围瘘。

治疗与护理

 治疗

（1）治疗原则为早期治疗、规范足量、性伴同治。推荐的治疗方案如下：多西环素 100mg，口服，每日 2 次；红霉素 500mg，口服，每日 4 次；米诺环素 100mg，口服，每日 4 次，疗程均为 14~21 日。上述治疗可根据病情适当延长用药时间。

（2）对急性腹股沟综合征，波动的淋巴结可用针筒抽去脓液，或切开引流，以防形成腹股沟溃疡。直肠狭窄初起时可作扩张术，严重的直肠狭窄可采用手术治疗。手术前后必须完成数月或足够疗程的抗生素治疗。

（3）应该对性伴进行检查和治疗。对于可疑患者及性接触者应及时诊疗。该患者的性伴，如果在患者出现症状之前 60 日内与患者有过性接触，则必须进行尿道、宫颈的衣原体检查和治疗，无把握排除该病者，也应给予抗生素进行预防性治疗。

护理

（1）尽量穿棉质内衣裤，不穿尼龙、合成纤维材质的内衣裤，保持通风、透气。洗涤内衣裤应以温和的肥皂手洗，不要用强效的洗衣粉或洗衣机来洗。

（2）注意个人卫生，保持外生殖器的清洁干燥，禁止性生活。

（3）多吃蔬菜水果、多喝白开水；少吃淀粉类、糖类以及刺激性的食物。戒烟，少酒。

参考文献

［1］张学军，郑捷．皮肤性病学［M］9 版．北京：人民卫生出版社，2019．

［2］成爱华，王东海，韩英盛．现代皮肤病学［M］．天津：天津科学技术出版社，2011．

［3］吴志华．现代皮肤科学［M］．北京：人民卫生出版社，2021．

［4］马振友，张建中，郑怀林［M］3 版．北京：北京科学技术出版社，2014．